JINGJIANYAOTUITONG DE
YUFANG ZHILIAO YU KANGFU

颈肩腰腿痛 的 预防治疗与康复

王 平 付加雷 孙国栋 主 编

山东科学技术出版社
·济南·

图书在版编目（CIP）数据

颈肩腰腿痛的预防治疗与康复 / 王平，付加雷，孙国栋主编 . -- 济南：山东科学技术出版社， 2022.1（2024.11 重印）

ISBN 978-7-5723-1089-8

Ⅰ.①颈… Ⅱ.①王… ②付… ③孙… Ⅲ.①颈肩痛－防治 ②腰腿痛－防治 ③颈肩痛－康复 ④腰腿痛－康复 Ⅳ.① R681.5

中国版本图书馆 CIP 数据核字 (2021) 第 247394 号

颈肩腰腿痛的预防治疗与康复
JINGJIANYAOTUITONG DE YUFANG ZHILIAO YU KANGFU

责任编辑：马　祥
装帧设计：李晨溪

主管单位：山东出版传媒股份有限公司
出 版 者：山东科学技术出版社
　　　　　地址：济南市市中区舜耕路 517 号
　　　　　邮编：250003　电话：（0531）82098088
　　　　　网址：www.lkj.com.cn
　　　　　电子邮件：sdkj@sdcbcm.com
发 行 者：山东科学技术出版社
　　　　　地址：济南市市中区舜耕路 517 号
　　　　　邮编：250003　电话：（0531）82098067
印 刷 者：济南升辉海德印业有限公司
　　　　　地址：山东省济南市高新区科创路 2007 号
　　　　　　　　院内东车间 3 号
　　　　　邮编：250104　电话：（0531）88912938

规格：16 开（170 mm×240 mm）
印张：11.25　字数：200 千　印数：4 001~7 000
版次：2022 年 1 月第 1 版　印次：2024 年 11 月第 3 次印刷
定价：29.00 元

主　编　王　平　付加雷　孙国栋
副主编　顾煜琛　孙铁锋　张会敏　师　彬　王从安
　　　　于功昌　刘桂霞
编　者　（按姓氏笔画排序）
　　　　王　丽　王　涛　王青波　王晓雪　刘凡杰
　　　　刘清明　孙付军　杜海涛　杜新磊　李　娜
　　　　李克明　杨　青　杨宗统　张　峰　张乐林
　　　　张丽美　张庆浩　张蓝心　周　倩　郑曰坤
　　　　孟祥杰　胡亚楠　侯　冰　徐　男　曹盛楠
　　　　韩　莉　景田园　臧翠翠

前言 PREFACE

2020 年国际疼痛学会对"疼痛"的最新定义：疼痛是一种不愉快的情绪和情感经历，与实际的或潜在的组织损伤或损伤类似的经历有关。目前"疼痛"已经被列入人体除体温、脉搏、呼吸、血压以外的第五大生命体征。

疼痛是人们在生活中体验最早，也是感受最多的主观感觉之一。对于一些常见疼痛，很多人已经习以为常，甚至不以为然，但疼痛给人体带来的危害及负面影响是难以估量的。疼痛能够导致人运动功能障碍，使人的生活能力下降，也能引起机体心血管系统、消化系统、内分泌系统等功能失调，导致人体免疫力低下，进而诱发各种并发症。同时，疼痛往往伴有自主神经功能紊乱，可引起不同程度的精神恐惧、惊慌、抑郁、焦虑、悲伤等不良情绪，甚至引起疼痛性残疾或危及患者的生命，给患者及其家庭成员带来极大的痛苦和负面影响。但疼痛又是人类对于潜在或已存在的损害的一种重要提示，是人体患病的重要信号。它不仅预示着疾病的发生，也是疾病病情严重程度的评判标准之一。长期忍痛会掩盖病情的发展，延误治疗的最佳时机，致使病情恶化。长期剧烈的疼痛或慢性疼痛也会严重影响人们的生活质量。

人的一生会遇到各式各样的疼痛，其中颈肩腰腿痛是最常见的。颈肩腰腿痛深刻影响着人们的日常工作、学习和生活。随着电脑、手机等电子产品的广泛应用，人们的生活方式发生了较大的改变，低头刷屏、伏案久坐、半卧蜷身……各种不良姿势致使肌肉劳损、脊柱及关节退行性变日趋年轻化，颈肩腰腿痛发病率逐年增高。据世界卫生组织统计，颈肩腰腿痛已成为困扰全球约 10 亿人的常见症状，高发年龄已降至 30

岁以下。

"颈肩腰腿痛"多为慢性劳损、急性外伤、无菌性炎症等引起的以患病部位疼痛、肿胀甚至功能受限为主的一组症候群。常见病包括颈椎病、颈椎间盘突出症、肩周炎、腰椎间盘突出症、颈椎和/或腰椎椎管狭窄、腰肌劳损、股骨头坏死、骨性关节炎（骨质增生）、腱鞘炎等。广义的颈肩腰腿痛还包括风湿及类风湿性关节炎、强直性脊柱炎等。颈肩腰腿痛发病比较隐蔽，症状不典型或疼痛时轻时重，有时甚至可自行缓解，因而不易被广大患者重视，从而错过了治疗的最佳时机。

医疗工作者要对颈肩腰腿痛有正确的认识，明确诊断并积极治疗，制订规范的用药及治疗方案，减少甚至消除疼痛，提高人们的生活质量。普通大众应该警惕急慢性颈肩腰腿痛的发生。面对突然出现的疼痛，应立刻停止作业，积极向周围人求助，并主动就医；对于慢性疼痛，要足够重视，积极排查相关疾病，以免贻误治疗。同时，要加强对颈肩腰腿痛的预防、康复和功能锻炼。对于某些颈肩腰腿痛，预防胜过治疗。颈椎病、腰肌劳损、腰椎间盘突出症等需要患者注意休息，纠正不良姿势，加强户外活动和体育锻炼。

本书编者均为多年从事颈肩腰腿痛临床诊治及科研工作的医疗工作人员。针对患者对此类疾病的疑惑和在就医过程中经常遇到的问题，本书从颈肩腰腿痛的常见问题、诊疗方法、康复保健等几个方面进行了详细论述。其内容科学、实用，通俗易懂，适合颈肩腰腿痛患者及家属、临床医生、进修医生及实习学生参考阅读。

本书所用治疗方法仅供参考，建议读者在遇到颈肩腰腿痛时应及时就医，并在医师指导下科学治疗。

目 录 CONTENTS

这些日常问题，您了解吗 / 1

颈椎病有哪些危害 / 1

颈椎最怕哪些事 / 4

脖子一转就咔咔作响是怎么回事 / 6

肩部疼痛一定是肩周炎吗 / 7

突出的腰椎间盘还能复位吗 / 9

经常开车怎么预防腰椎间盘突出症 / 11

不同时间腰痛的区别 / 12

膝关节滑膜炎是怎么回事？怎样预防 / 13

走路对膝关节有什么影响 / 16

半月板损伤是怎么回事 / 19

脚后跟疼痛是怎么回事 / 21

喝酒与股骨头坏死的关系 / 24

痛风、风湿、类风湿的疼痛与其他疼痛有区别吗 / 25

引起颈肩腰腿痛的疾病，您知道吗 / 29

颈部疼痛，可能是什么病 / 29

肩部疼痛，可能是什么病 / 32

腰部疼痛，可能是什么病 / 34

膝腿部疼痛，可能是什么病 / 40

其他可以引起颈肩腰腿痛的疾病 / 43

就诊时的困难，您遇到过哪些 / 45

需要到哪个科室就诊呢 / 45

医生会问什么问题 / 51

可能会遇到哪些检查项目 / 55

临床上常见的治疗方法，您见过哪些 / 60

中医常用治疗方法 / 60

西医常用治疗方法 / 80

康复锻炼的技能，一起跟着做起来 / 88

中国传统康复锻炼 / 88

其他康复锻炼 / 132

轻轻松松应对常见疾病 / 136

颈椎间盘突出症 / 136

肩周炎 / 140

腰椎间盘突出症 / 145

急性腰痛 / 154

股骨头坏死 / 158

类风湿关节炎 / 163

这些日常问题，您了解吗

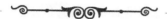

颈椎病有哪些危害

颈椎是人体脊柱中体积最小，但最为灵活的椎体。当颈椎长时间活动和负重时，就很容易出现劳损，甚至退变，这不仅会影响人们的身体健康，而且还会影响人们的正常生活。因此，大家一定要重视颈椎健康，了解颈椎病的危害。

□ 视力障碍

患有颈椎病的人可能会出现视力障碍，主要表现为视力下降、眼胀痛、畏光、经常流泪、瞳孔大小不等，甚至出现视野缩小和视力锐减的情况，个别患者还可能发生失明。

□ 眩晕

眩晕是椎动脉型颈椎病患者的常见症状，一般由前庭神经核缺血性病变或迷路缺血性病变引起，眩晕持续的时间较短，数秒至数分钟即消失，发病时患者可有轻度失神及运动失调，表现为走路不稳或斜向一方，迷路缺血性病变引起的眩晕不伴有意识障碍。

□ 腹胀、便秘

当颈交感神经损伤时，不适的感觉会上传到大脑使相关神经的兴奋性增加，相关神经支配的肠道和胃部蠕动会变慢，从而导致腹胀、便秘等症状的发生。

☐ 猝倒

颈椎病患者还可能因为椎动脉压迫引起猝倒。由于对颈椎健康的不重视，很多患者被误诊为神经性偏头痛，导致长时间得不到正确的治疗。严重的患者甚至可能出现脑瘀血和突然猝倒现象。

☐ 高血压颈椎病

颈椎病可引起血压升高或降低，其中以血压升高为多，称为"颈性高血压"。由于颈椎病和高血压病皆为中老年人的常见病，故两者常常并存。

☐ 肩膀疼痛加重

有一些颈椎病患者会出现肩膀及手指等部位的不适，甚至肩膀会有较剧烈的疼痛感。

☐ 头痛

椎动脉型颈椎病的患者在发病时，头痛和眩晕症状一般同时存在。头痛症状一般为间歇性跳痛，从一侧后颈部向枕部及半侧头部放射，并有灼热感，少数患者会痛觉过敏，触及头部即感疼痛明显。

☐ 瘫痪

有很多颈椎病患者对颈椎病的认识不足，对病情发展不重视，从而造成颈椎病得不到及时治疗，并且不断发展加重，造成脊髓、神经等受到刺激与压迫，严重者可导致单侧或双侧上肢瘫痪或大小便失禁。

☐ 胸痛、心脏功能异常

由颈椎错位而造成的颈交感神经节功能紊乱，颈上、颈中、颈下心支受到刺激而致兴奋,导致胸痛、心律失常和血管痉挛,甚至造成心绞痛。

□ 顽固性失眠、神经衰弱

经临床观察,在顽固性失眠、神经衰弱的患者中,70% 以上有颈椎病。但是很多医生在前期治疗中并没有认识到这一点,只是单纯治疗失眠,耽误了治疗的最佳时机,最后导致患者发展为严重的抑郁症或精神失常。

□ 胃脘不适

交感型和脊髓型颈椎病患者,也会有恶心、反酸、饱胀、嗳气、呕吐、纳谷不香、胃中嘈杂、不思饮食等胃脘不适征象。

□ 面部肌肉萎缩、面瘫

很多颈椎病患者因椎动脉痉挛、栓塞而导致面部肌肉萎缩、面肌痉挛、面瘫等疾病。

□ 中风

供应颅脑的血管均从颈部经过,特别是椎动脉,从横突孔穿行入脑。随着年龄增长和颈部肌肉韧带的劳损、退行性变、椎间盘萎缩、椎间隙变窄、韧带松弛,固定关节的力量和功能减弱,低头或仰头时,颈椎关节失稳,出现摆动和错位,骨质增生,必然会刺激和挤压椎动脉,使之痉挛、扭曲,造成脑部供血不足,出现头晕、恶心、耳鸣、视物模糊等症状。同时中老年人多伴有脑动脉粥样硬化,容易形成血栓,导致缺血性脑中风发生。所以颈椎病宜早诊早治,从而预防中风的发生。

□ 吞咽困难

食管上端和第六颈椎相邻,第六颈椎增生会压迫食管,甚至造成食管周围炎症、水肿,从而在进食时产生异物感。

更年期综合征

中老年妇女颈椎病发病率高。交感神经型颈椎病容易出现头晕、眼花、耳鸣、手麻、心动过速、心前区疼痛或脑供血异常等一系列交感神经系统的症状，有些与更年期综合征相似。颈椎病导致或加重更年期综合征的并发症，出现多梦、易激动、莫名心烦、记忆力减退等症状。

综上所知，颈椎病的危害不仅仅是脖子痛这么简单。它的危害是很多的，甚至可能是很严重的。因此，大家一定要正视和重视颈椎病。平时一定要能少玩手机、少低头，保持正确的工作学习姿势，劳逸结合，有空的时候多出去运动，活动一下身体，放松一下颈椎，不要给颈椎造成太大的负担。

颈椎最怕哪些事

乘车打瞌睡

脖子最怕遭遇突然拉伸。在车上打瞌睡是风险很大的事情。人处于睡眠状态时颈椎比较脆弱，如遇到急刹车，颈椎极易受到损伤、错位，严重时还会损害神经。因此，乘车途中尽量少打瞌睡，实在要睡，醒后最好做些补救措施。专家建议，乘车打瞌睡，醒后做做"鸭颈操"：把脖子尽量向前方伸展，伸展后慢慢回缩至正常体位，然后头颈尽量向后方仰，随后头颈往左侧或右侧缓慢伸展。如此30次左右。切忌动作幅度过大、过快。

头颈部外伤

头颈部外伤常见于交通意外和体育运动。比如突遇急刹车，颈椎极易受到损伤、错位，严重时还会损害脊神经。运动时，突然遭受外力冲击容易导致颈部挫伤。因此坐车时，应系好安全带，以免急拐弯、急刹车时伤及颈椎；运动时也要避免损伤颈部的动作，保护好颈椎。

□ 背过重的包

背过重的包包时，人的颈部肌肉会一直处于紧绷状态，时间过长易使颈肩部肌肉疲劳，导致颈椎疼痛。选择背包时要注意一些细节：今天背单肩包，明天可以换双肩背包；如果单肩背包比较重，可以常换换肩，还可以用手拎着，并且要时常换换手；出门前，最好先给背包减负。如果发现颈、肩、腰部出现酸痛的症状，则最好过一段"轻包上阵"的日子，甚至干脆别带包。如果不适的症状仍然持续，则应到医院进行治疗。

□ 对着空调吹

夏日室外燥热难耐，室内空调凉爽如秋。可是在空调房待久了，颈背部不经意间就着了凉，会诱发或加重颈椎病。颈肩部尽量不要对着空调或风扇吹，如果需要长时间待在空调房里工作，不妨戴一条小纱巾，以保护颈部不受凉。

□ 趴桌打个盹

午饭后就容易困顿不堪。很多办公族习惯趴在办公桌上打个盹，可往往一觉醒来，会感到颈部肌肉发酸、发胀，甚至疼痛。这是因为颈部长时间过度倾斜，颈椎、肌肉、韧带始终处于一种牵拉的状态，如同一把弓，弦长时间紧绷着就很容易拉断。午休睡醒后，可以站立来做做扩胸和后仰动作，这样可以对颈部的肌肉、韧带起到放松的作用，有利于恢复颈椎椎动脉的血液循环。

□ 急慢性咽喉炎

有急、慢性咽喉炎的人，容易引发颈肩综合征或使其症状加重。主要原因是炎性病变可以直接刺激邻近肌肉和韧带，炎症因子也可通过丰富的淋巴系统扩散，导致颈部肌张力下降、韧带松弛，进而破坏椎体间的稳定性。

🗌 久坐不爱动

人们在家看电视、玩电脑等，长时间保持一种坐姿，再加上低头或跷二郎腿等不良习惯，都会使肌肉受力不均，影响脊椎健康。长时间低着头，颈椎会过度倾斜，或者长时间对着电脑，脖子僵直，都会引发或加重颈椎病。在日常生活中，我们应当经常变换姿势，或隔一段时间就站起来活动，坐着时脖子还可以适当向后仰一仰，这对整个脊柱都能起到一种保护作用。

🗌 擅自按摩

脊椎非常脆弱，很容易受到损伤。如果颈部扭伤疼痛，不要擅自按摩。按摩可以缓解症状，但操作不当会把问题越弄越糟。建议脖子突然扭伤时，先别乱动，要赶紧去医院的骨科就诊，对症治疗。

🗌 不良睡眠姿势

睡眠姿势不良，主要指用枕不当。枕头的位置及高度不当是颈椎病的重要影响因素之一。长期高枕可使颈椎侧弯和前曲度增加，骨端韧带过度牵拉，时间越长，骨刺就会越严重。枕头过低，使头部始终处于一种下沉的状态，颈部肌肉易痉挛。枕头垫置具有恢复颈椎的动静力平衡、维持颈椎的生理弧度、提高睡眠质量、降低肌肉张力，消除颈部肌肉疲劳等作用。一般建议成年人颈部垫高 10cm 为最佳，不宜睡高枕，因其会使颈部处于屈曲状态，结果与低头姿势一样。另外注意侧卧睡觉时，枕头要加到头部不出现侧屈的高度。

脖子一转就咔咔作响是怎么回事

关节活动时出现响声大多是由于劳损、外伤、受凉、年老体衰等原因导致身体气血供应不足，机体组织（特别是关节软骨）营养供应障碍，关节滑膜产生的滑液减少而产生的。气血双亏的身体相当于车轴里没了油，如果车轴里缺润滑油会感觉怎样？一定是骑着费劲，会感觉里面的滚珠转动不灵活且有响动。只不过，自行车轴转动靠的是润滑油，而骨关节之间转动的灵活性靠的是关节滑膜产生的滑液。当劳损、外伤、受凉、年老体衰等原因导致血气双亏的时候，颈椎关节之间没有充足的气血供应，继而滑液减少形成"干磨"的情况，那么活动时就会出现响声。以下三种情况更容易出现响声。

1. 项背肌筋膜炎　受凉或者长期保持一种姿势，易引起肌肉纤维、筋膜以及肌肉附着点的慢性炎性损伤。表现为颈肩背部酸胀、疼痛、关节僵硬，活动时可出现关节的震响，活动之后症状能够缓解。中医治疗，比如推拿、按摩、针灸，能够达到治愈目的。

2. 颈椎小关节对位不良　小关节对位不良或者出现半脱位时关节处于不稳定状态，活动可能会出现疼痛、震响。

3. 正常的生理现象　一部分人颈椎活动时肌肉、肌腱滑动以及骨骼运动，出现撞击产生震响，没有任何症状。这是正常的生理现象。

长期低头学习、工作、中午趴在桌上睡觉等均使颈部负担加重，造成颈部的慢性损伤。应及时调整生活习惯，伏案一小时后，做做扩胸和颈部活动，睡觉前注意用毛巾热敷颈部，做有关颈部的活动。比如"颈椎十字操""米字操"，坐着将颈部前俯后仰三五十次，然后再左右轻轻摇动三五十次。做动作时要轻轻地、慢慢地，循序渐进，切忌猛烈摇头晃脑。

肩部疼痛一定是肩周炎吗

在大家的认知中，一说起肩部疼痛，多数人会说这人得了肩周炎。确实，临床肩部疼痛的患者很多，就诊时多数患者也常常会这样问："医生，我是不是得了肩周炎啊？"肩周炎又称冻结肩，易发于 50 岁左右的人群，女性多于男性，故又被称为"五十肩"。中医学认为肩周炎多为肩部受风着寒而致，故又称"漏肩风"，系指因肩关节周围肌腱、腱鞘、滑囊和关节囊等软组织病变限制肩关节活动，引起肩部疼痛活动障碍的病症。肩部的疼痛很多是由肩周炎引起的，但是，肩周炎并不是引起肩部疼痛的唯一原因。那除了肩周炎，最容易引起肩部疼痛的常见原因还有什么呢？

□ 肩袖损伤

肩袖损伤会出现肩部中间明显疼痛，肩向上举时疼痛加重。

□ 肱二头肌长头肌腱炎

肱二头肌长头肌腱炎是肱二头肌长头肌腱在肱骨结节间沟处受到损伤致肩关节活动障碍的病症，多发于中年人，检查时见肩前局限性深压痛，外展和外旋明显受限。肱二头肌长头肌腱炎是肩痛的常见原因之一，但肩部不冻结，应注意与肩周炎鉴别。

□ 冈上肌腱炎

本病起病缓慢，好发于中青年，常有轻微外伤史及受凉史，疼痛以肩峰大结节处为主，并向颈肩和上肢放射，当肩关节外展至 70°~120°时疼痛明显，超过 120° 时外展功能正常，无疼痛。

□ 肩峰下滑囊炎

本病多见于 30~40 岁的男性，多因运动过度、慢性劳损或风湿病所致。主要症状为肩部疼痛，尤其是外展、内旋时疼痛加重。患病的肩部肌肉僵硬和肩关节活动受限，检查时，肩峰外侧常有明显压痛。

□ 肩袖钙化

肩袖钙化是指钙质沉积在肩袖的肌腱中而引起的肩部疼痛及活动受限。急性期多为骤然发病，常有外伤或过度劳累的病史，肩关节压痛与疼痛剧烈，一般 1~2 周疼痛消失，肩关节活动也逐渐恢复。

□ 肩胛上神经嵌压综合征

肩胛上神经嵌压综合征指肩胛上神经受到压迫，表现为肩胛部及肩关节疼痛，多有慢性或急性损伤病史，肩关节外展及外旋肌力减弱，冈上肌、冈下肌萎缩，上臂交叉试验阳性，极易误诊为肩周炎。

❑ 肿瘤

肩部罹患恶性肿瘤，多表现为肩关节疼痛严重，尤以夜间为甚，进展较快，预后较差，如骨肉瘤、纤维肉瘤等。有些良性病变，如骨纤维结构不良、骨囊肿、滑膜软骨瘤等，均可引起肩部疼痛。肺尖部的癌症会压迫锁骨下的神经，或由于牵涉痛而引起肩部、上肢内侧及肩背部的疼痛，会被误认为肩周炎而掉以轻心，等到症状明显时，已是晚期，无法治疗了。

突出的腰椎间盘还能复位吗

腰椎间盘突出症的发病机制可能为机械压迫、化学刺激、自身免疫反应。经过保守治疗后神经根水肿缓解，由于纤维环的血液供应少，自身愈合能力差，髓核容易不断突出，并且化学刺激和自身免疫反应不容易控制，所以很容易复发。

腰椎间盘突出症的基本病因是腰椎间盘的退行性变和损伤。人体的每一个器官、组织和细胞都必然要经历退行性变的过程。由于椎间盘受体重的压力影响大，且腰部经常活动，活动范围大。同时，椎间盘在成人之后逐渐缺乏血液循环供应，营养差、修复能力微弱。在日常工作中，长期腰部用力不当、姿势或体位不正确等，易造成腰部尤其是下腰部椎间盘的挤压和研磨。如缺少运动，全身的肌肉松弛无力，再加上久坐使腰背肌群持续受到牵拉，腰椎的加固作用明显减弱。腰椎一旦受到较大的外力作用，就非常容易使纤维环破裂，导致髓核突出。

腰痛是大多数腰椎间盘突出症患者最先出现的症状，但也有少数患者只有腿痛而无腰痛。另外有一些患者先出现腰痛，一段时间后出现腿痛，同时腰痛减轻或自行消失，来就诊时仅主诉腿痛。腰痛的个体程度差异很大，症状轻者可以继续工作但不能从事重体力劳动；症状严重者疼痛剧烈，不能翻身，甚至需要肌内注射止痛针剂。腰椎间盘突出症的患者中，也有一部分不会出现下肢疼痛而仅有肢体的麻木感，可能是由于椎间盘组织压迫神经的本体感觉和触觉纤维引起的。

在腰椎间盘突出症的早期，脱出的髓核仍可保持原有的弹性和韧性，随着含水量的下降，弹性和坚韧性也逐渐下降。所以脱出的髓核早期仍然有还纳或部分还纳的可能，但如果脱离中心，或与其周围组织如后纵韧带等粘连钙化时，则无法还纳。

腰椎间盘突出后重吸收现象的发生机制目前可以归纳为如下几个方面：突出组织血管化、炎性反应、自身免疫反应、基质代谢失衡、血肿吸收、组织脱水与物理回纳。

活血化瘀、利水消肿、益气健脾类中药对于重吸收具有促进作用。现代研究发现，活血化瘀类中药具有扩张血管、降低血液黏稠度、降低血小板黏附力等作用，利水消肿类中药如防己、威灵仙、木瓜等通过消除突出组织水肿，益气健脾类中药对于人体免疫细胞具有正向调节作用，进而对于促进重吸收具有积极意义。

腰椎间盘突出还纳可通过卧床、牵引、按摩等治疗手段，纤维环或后纵韧带紧张，压迫突出物减小，同时黄韧带也拉紧，使椎管相应扩大，神经根的刺激减轻后使症状随之减轻。如致病原因未能去除，髓核可能会再次突出，症状复发。因此，加强全身肌群的功能协调是非常重要的，慢性腰痛患者更应该适当进行体育锻炼。

卧床休息可以使椎间盘、椎管内承受压力降低，有助于缓解对神经根、马尾神经等的压迫，减轻神经根水肿，对初次发作、症状、体征较轻者效果较明显。当症状初次发作时，应当绝对卧床休息，需要强调的是饮食、大小便均不应下床或坐起。但是卧床时间过长，缺乏必要的肌肉锻炼会导致肌肉萎缩，因此在症状、体征缓解后可进行适当的肌肉锻炼。另外，床不宜太软也不宜太硬，应当宽大且利于患者翻身。长期卧床者要防止褥疮发生。最好能够坚持卧床 3 周或以上。卧床的姿势可以选择仰卧、侧卧、俯卧等，主要以自感舒适为宜。

经常开车怎么预防腰椎间盘突出症

随着社会的高速发展，汽车的应用越来越多，很多驾驶员朋友担心自己会发生腰椎间盘突出症，患有腰椎间盘突出症后能否开车也是人们普遍关心的问题。

久坐容易导致腰椎间盘突出症或使腰椎间盘突出症症状加重。很多司机开车时姿势不当，双脚使劲伸向踏板，双手和肩膀向方向盘方向前移，在这种姿势下，脊柱呈非自然状态弯曲，容易导致背部肌肉和椎间盘变形，压迫神经，引起腰、背部疼痛。长时间开车，固定的姿势使腰部得不到活动，再加上注意力高度集中，压力过大就很容易引起腰肌痉挛、腰肌劳损，导致腰酸背痛。姿势长期得不到纠正就会引发腰椎间盘突出。久坐使腰椎的压力升高并加重椎间盘的突出，腰椎间盘突出对神经压迫会加重，从而使症状加重。

久坐的人，如出租车司机、公交车司机或长途汽车司机，腰椎间盘突出症的发病率较高。这主要是由于开车时腰部的姿势不良或保持不良姿势时间过久、方向盘与座位高度不协调、腰骶部长时间颠震等原因造成的。特别是长途汽车司机，开车时间长，路途颠簸，腰椎受伤概率更高。为避免腰椎间盘突出症的发生，大家应做到以下几点：①应把座位适当靠近方向盘，使方向盘在不影响转向的情况下尽量靠近胸前，同时靠背后倾角度在100°左右，后倾角度不要太大。②调整座位与方向盘之间的高度，如过低则双肩上耸，过高则易使腰椎过伸，从而增加腰部的负荷。③系好安全带，防止刹车扭伤。

腰椎间盘突出症状比较严重或者处于急性期发作时，不建议开车。开车途中，路途较为颠簸或者路况不佳时，则建议佩戴腰围，同时颈枕部可以加个小枕头，或者在腰椎的后方垫个小枕头（或者靠垫），以维持腰椎的生理性前突。尽量避免连续开车超过2小时。若需长时间开车，需中途停车休息 5~10 分钟，到外面活动一下，做一些腰部活动的保健体操。专职汽车司机要预防腰部疾病，最主要的措施是加强自身保护，每天定期进行颈腰背部肌肉的功能锻炼，诸如游泳等锻炼。许多汽车都配有空调，凉气过重会使腰背肌肉及椎间盘周围组织的血运障碍，增加发生腰部疾病的机会。因此，不要把驾驶室的温度调得太低，夏天可以适当开窗，接受自然风。

不同时间腰痛的区别

腰痛是最常见的临床症状。大约80%的人在一生中有过腰痛的经历。腰痛是指腰背、下腰、腰骶、骶髂等部位的疼痛，病因非常复杂，临床表现多样。但不同的腰痛有不同的发作时间，不同的发作时间能够提示不同的病因，仔细留意能对医生的鉴别诊断提供极大的帮助。

□ 晨不痛晚痛

腰椎间盘突出的患者，往往早上腰痛减轻，甚至完全不痛，但是工作到中午过后即开始腰痛，越到傍晚越痛。腰椎间盘突出晚上疼痛加剧是由于白天工作时人们大多直立身体，而身体的重量可挤压椎间盘，若椎间盘往后侧突出，便会挤压紧邻的神经根，引起腰痛合并下肢的后外侧酸、麻、痛。腰部位于躯干的下部，承受的重量最多，加上腰部是整个躯干活动最频繁的地方，工作的时间越久，腰椎间盘就越突出，因此腰痛就越严重。经过一晚上的休息，椎间盘又稍稍复位，压迫神经的压力减轻，腰痛就缓解。但是，巨大腰椎间盘突出或者脱垂也会出现早上疼痛、持续疼痛甚至夜间疼痛。

□ 晚不痛晨痛

强直性脊柱炎、较重骨性关节炎（骨质增生）、结核或骨髓炎、纤维织炎、筋膜炎、血管炎等，组织发炎而造成的疼痛，往往在早晨醒来时最痛，经过活动后，疼痛的症状反而减轻或消失。更年期妇女由于自主神经功能紊乱，也可能引起腰痛。它的特点也是早上起床后重，活动后减轻。

❑ 晨晚不痛半夜痛

如果三更半夜突然从梦中痛醒，那么这样的腰痛提示癌症。癌症可能是原发性的也可能是转移性的。良性骨肿瘤通常不引起疼痛。骨癌的疼痛是所有癌痛中最剧烈的。它的特点是疼痛进行性加重，一般止痛药不能止痛；静止痛、夜间痛，越安静越疼痛；活动后疼痛减轻，可能是活动使肿瘤因子消散，不再压迫神经的缘故。此外，骨癌还有个特征，那就是在疼痛处轻轻敲击，疼痛会加剧，这与腰肌劳损、腰椎间盘突出等经过按摩敲击疼痛会改善的症状正好相反。

❑ 不分早晚日夜持续痛

泌尿系统感染及结石、肾脏病变、女性妇科炎症、盆腔肿瘤等都会引起腰痛，而十二指肠溃疡有时也会引起腰部的放射性疼痛。这些腰痛不会随着活动或休息的增加而加剧或缓解。

膝关节滑膜炎是怎么回事？怎样预防

❑ 为什么会得膝关节滑膜炎

关节滑膜是包绕在关节周围的一层膜性组织，它不仅是一层保护关节的组织，而且能产生关节液，为关节的活动提供"润滑"关节液。关节液的产生和吸收是一个"动态平衡"过程，当关节液出现重吸收障碍时，其产生和吸收动态平衡被打破，产生大于重吸收，便会出现"关节积水"。滑膜炎是指滑膜受到刺激产生炎症，造成分泌液失调形成积液的一种关节病变。

膝关节是人体滑膜最多、关节面最大和结构最复杂的关节。由于膝关节滑膜分布广泛并位于肢体表浅部位，故遭受损伤引发感染的机会较多。膝关节滑膜炎主要是因膝关节扭伤和多种关节内损伤而造成的一组综合征。容易造成患者暂时或长期丧失部分劳动力，对患者的危害较大。多数膝关节滑膜炎，是在上述各种膝关节损伤等情况下并发的，但也可以单独发病或继发于膝关节骨关节炎，后者多为老年人。

膝关节滑膜炎的分类

1. 年轻人滑膜炎　年轻人膝关节滑膜炎主要是因膝关节扭伤和多种关节内损伤造成的，如半月板损伤、滑膜损伤、交叉韧带或侧副韧带损伤，关节内积液或积血，表现为急性膝关节外伤性滑膜炎。关节内损伤和脱位，可因单纯膝关节滑膜损伤所致，如外伤较轻，或长期慢性膝关节劳损，加上风、寒、湿邪侵袭，可使膝关节逐渐出现肿胀和功能障碍，形成慢性膝关节滑膜炎。另一种原因是感染，其中常见的是滑膜结核。滑膜内血管丰富，血液循环良好，对细菌抵抗力较强，但在感染结核菌的情况下，病情进展较缓慢，其症状表现时好时坏。

2. 老年人滑膜炎　老年人滑膜炎多继发于膝关节骨关节炎，主要是因软骨退变与骨质增生产生的机械性生物化学性刺激，继发膝关节滑膜水肿、渗出和积液等。

3. 超量运动引起的滑膜炎　关节肿胀型滑膜炎的主要表现是过度运动后关节肿胀，疼痛程度轻重不一。当膝关节长时间单一动作超量后，滑膜组织充血水肿，红细胞、白细胞及纤维素渗出与关节腔内压升高及氧分压下降呈正相关，当渗出速度超过滑膜代偿性吸收速度时，关节产生积液，进而形成关节腔内压继续升高，氧分压继续下降的恶性循环，久之滑膜退变、脂肪化生等慢性无菌炎症形成。超量运动时，关节面的重复捶击，可引起关节囊的损伤，导致创伤性滑膜炎的发生。

怎样预防膝关节滑膜炎

1. 避免过度使用膝关节　避免膝关节过度活动及劳损，特别是双下肢剧烈运动者（如舞蹈演员、运动员、搬运工等）更要注意劳逸结合，防止因过度用力造成组织损伤，否则，随着年龄的增长，很容易出现骨质增生。

2.纠正错误的动作模式　你深蹲时膝盖是否内扣？膝盖是否超过脚尖了？脚尖是否会抬起来？跑步时脚尖是否冲前？小腿是否外八？你坐椅子时脚踝是否会内八？正确的动作模式是：深蹲时，两脚尖与膝盖保持同一方向，膝关节不要超过脚尖或内扣，脚跟不要抬离地面且保持脚尖方向竖直向前。跑步时脚尖和膝盖不能偏向内侧或侧，整个运动过程中始终要朝向正前方。

3.膝关节骨折时及时就医　膝关节出现骨折时，要及时去医院诊治，尽可能使骨折端达到解剖复位的要求。如果复位不满意，应及时采取手术治疗。

4.养成正确的运动习惯　运动前热身，运动后放松恢复，避免每次运动后细微损伤的积累，降低损伤的风险。拉伸和滚泡沫轴都是非常不错的放松方式。

5.控制体重　过于肥胖者，要适当控制饮食，注意调整饮食结构，减少热量的摄入，将体重控制在适当的范围之内，减轻关节的压力和磨损程度。

6.补充维生素和钙质　饮食中适当地增加新鲜蔬菜水果，以更好地促进维生素吸收，促进身体机能恢复。饮食尽量清淡，减少肉类及辣椒等刺激性食物的摄入，对膝关节的滑膜炎恢复有好处。老年人可以适当补充钙质、维生素 D 等与骨代谢关系密切的药物，同时从事适度的体育锻炼，以减慢骨组织的衰老和退行性改变进程。

7.减少过度的膝部负重和屈伸活动　在确诊积液后，要及时控制运动量并调整运动的方式，避免可能会引起创伤和劳损的运动。锻炼股四头肌是一个重要和有效的康复预防手段。

走路对膝关节有什么影响

❏ 走路对膝关节的影响

走路是健康生活方式的重要组成部分，能让患者的心脏功能和骨骼结构保持强大，并且可以有效维持关节的功能。正确的步行方式可以减轻关节僵硬和炎症，且不会使慢性膝关节病变恶化。走路也是关节炎患者的首选锻炼方式，能帮助患者改善关节炎症状，提高生活质量。

1. 为什么走路对膝关节的健康有益　膝关节主要由骨和软骨组成，因为软骨没有血液供应，所以只有依靠关节液提供营养。关节的活动是确保软骨得到营养的基本方式。

2. 膝关节疼痛的时候可以走路吗　如果患者因骨关节炎导致膝关节出现轻度或中等程度的疼痛，可适当进行步行或类似的运动，有助于促进关节液对关节的滋养。在开始走路和活动之前，如果膝盖有中度至重度的疼痛，要谨慎开始。可以尝试用轻松的步伐走较短的活动路线，或尝试不会对关节造成很大压力的活动，如游泳等水上运动。如果在散步或跑步后的第二天偶尔有关节疼痛感，建议休息一天，做时间更短的锻炼或不对关节施加压力的锻炼。如果在运动后关节总是疼痛，选一种不会对膝关节造成压力的活动方式，比如骑自行车或游泳。

❏ 膝关节病变患者的走路建议

1. 选择合适的鞋子　膝关节病变患者平日最好选择穿着平底且稳定灵活的鞋子，例如运动鞋。避免高跟鞋、尖头鞋和过重的鞋，宽松的鞋子有利于减轻脚趾压力。定期更换鞋子。

2. 定制鞋垫　当膝关节功能不好的时候，可以使用具有足弓支撑功能的定制鞋垫，这样能保证脚趾尽可能自然地活动，也可以使用矫形器为足部提供缓冲和支持。

3. **抬头挺胸**　走路时，要抬头挺胸，低头含胸容易带来疲劳感。含胸时肺部的舒展空间被挤压，呼吸也会变得短促，容易影响心肺功能。

4. **热身活动**　散步前要给关节做预热活动，充分热身之后再开始散步。建议每个患者都从轻松的活动开始，特别是当关节僵硬或疼痛的时候，先做缓慢的动作，促使关节液充分流动，几分钟之后再开始活动。

5. **选择合适的路面活动**　应多在自然形成的路面上行走，虽然自然的路面可能并不十分均匀，但能够让身体在行走时自然而然地进行平衡运动。现实生活中很难找到自然形成的路。那么，尽可能选择有弹性的路面，比如学校的塑胶操场或煤渣铺设的路面。当然，在铺垫沥青的路上活动比在混凝土路面上要好。

6. **步子不要太大**　步子太大，脚掌的缓冲力变差，对膝关节不好的人来说，会加重关节损伤。

7. **建立步行的时间和节奏**　如果患者治疗后刚刚开始练习走路，应按照初学者的计划，稳步建立步行的节奏和时间。步行可以分解成多个10分钟进程，目标是每天总计步行30分钟。患者可以在建立耐力的同时以轻松或适度的速度活动，最终达到4~6 km/h的走路速度，或者在呼吸变得比较困难时结束。

8. **摆臂幅度适中**　如果走路时不摆臂，行走的平衡性就会受到影响；如果摆臂幅度过大，一则会影响速度，二则会导致上臂过于疲劳，甚至拉伤。

9. **每天6000步**　研究发现，骨关节炎膝关节疼痛的患者每天步行6000步以上最好，建议可以使用计步器跟踪活动过程，那么这一天所有的步数都可以计入，如果最终超越了预定的目标而不疼痛，就是好转的迹象。

10. **身体不要倾斜**　不少人走路时身体站不正，会向前后或左右两侧歪斜。这样的姿势容易引起背痛，也影响走路的速度。

11. **在疼痛感比较低的时候活动**　如果早上觉得关节疼痛或僵硬感强烈，只需试着在起床后，每半小时做一个动作，持续一两分钟即可，当疼痛程度不再强烈的时候，再开始更长时间的散步，这将有助于保持活动节奏一致。

12. 脚掌不要拖地　脚掌拖地缓冲较差，容易造成关节、肌肉、足弓的劳损。

13. 散步后冷敷　通过活动，使关节液流动，滋润更多的关节骨组织区域，散步后可以用冷敷的方法减少炎症。

14. 使用步行杆　有些患者发现，使用徒步旅行杆或步行杆能够帮助稳定行走状态，减少步行时的关节疲劳感。

15. 骑自行车　骑自行车能够帮助患者保持独立的肌肉能力，以更好地支撑膝关节的活动。

16. 减轻体重　体重减少几公斤可以很大程度上减轻膝关节所受的压力，饮食控制是减肥最有效的方法。一旦体重减轻，你将能够轻松地行走和运动，并能减少疼痛和不适体验。

17. 保持全天的活动状态　起床后每 15 分钟移动或伸展一次身体关节，这将保持关节液流动并有效滋养膝关节软骨，即使只是一分钟也可以帮助减少久坐导致的健康危害，对关节有明显的好处。

步行是最简单的活动方式，可以帮助患者保持身体健康，但这并不是唯一的选择。如果损伤的膝关节不能走路，可以通过骑自行车、游泳锻炼等有氧运动来满足所需的体力活动，还可以借助对抗性运动，建立和维持肌肉能量。

半月板损伤是怎么回事

□ 半月板的作用

半月板位于膝关节内，是半月形的纤维软骨板，在大腿的股骨和小腿的胫骨之间，起缓冲作用。每个膝关节内有两个半月板，分别是内侧半月板和外侧半月板。半月板可随着膝关节运动而有一定的移动，伸膝时半月板向前移动，屈膝时向后移动。半月板在膝关节正常生理功能中发挥着重要作用，主要有以下几个方面。

1. 力量缓冲作用，吸收震荡　在不负重时，小腿的胫骨与大腿的股骨不接触，半月板衬垫介于两者之间。在负重时，半月板承接了约70%的压力，大大降低了小腿骨上端受力，防止大腿小腿骨骼的直接相互摩擦，从而很好地保护膝关节的软骨和滑膜。

2. 保持膝关节的稳定，维持运动协调　半月板可以很好地适应膝关节的解剖形态，在膝关节屈伸过程中随着小腿一起运动，保持膝关节稳定性，维持膝关节运动协调。半月板的稳定载荷作用，保证了膝关节长年负重运动而不致损伤。

3. 润滑关节作用　半月板还有润滑关节等功能，半月板可将关节液均匀涂布于关节表面，使关节的摩擦系数大大减小。

❏ 半月板损伤的原因

内侧半月板的损伤，主要是由半屈位向伸直位突然发力变位，或发力虽然不突然但反复频繁变换关节角度时，磨损内侧半月板的前脚或外缘累积造成的。牵连的伤害会造成关节积液肿胀、疼痛、发炎，最终使活动受限，导致运动困难。

外侧半月板的损伤是由外半月板的结构和反复频繁磨研造成的。膝关节由半屈位伸直但发力突然时，关节的不稳定因素依然存在，同时矛盾运动也依然存在，会造成外半月板的某一小区域受力过大，超过生理承受范围受损，主要表现为外侧膝眼或膝关节外侧疼痛、肿胀、发炎等系列症状。例如，反复的蹲位使膝关节受挤压，或不用力的长期蹲位站起时的伸膝动作，易使外侧半月板受到研磨变形而受损。

❏ 半月板损伤的表现

半月板损伤可分为急性损伤和慢性损伤。急性半月板损伤，患者常常会有明确外伤史，通常在剧烈活动中突然损伤（如打球、重体力工作时）。当膝关节突然旋转或跳起落地时，患者出现关节剧痛，不能伸直，关节迅速肿胀，此时关节内可能因半月板撕裂出现积血。慢性半月板损伤，患者可能没有明确的外伤史，主要表现：①膝关节疼痛，走路时更明显，坐下或躺下休息时明显减轻。②膝关节活动时有弹响（关节活动时，会听到"卡塔声"），甚至出现关节交锁（关节活动时，突然听到"卡塔声"，关节不能伸直，忍痛挥动几下小腿，再次听到"卡塔声"后，关节又可伸直）。患者关节交锁可以偶尔发生，也可以频繁发生。频发关节交锁会影响患者走路、站起或下蹲等膝关节参与的日常活动。③上、下楼梯时，可出现打软腿症状，表现为患膝关节突然无力感（膝关节不稳或滑落感）。④膝关节肿胀可能不明显，膝关节常用屈伸等日常功能也可能不受影响。⑤损伤后期，可能出现股四头肌萎缩、肌力减弱、腿变细等表现。⑥患者小腿伸直或下蹲时可出现膝关节疼痛。⑦患者在膝关节周围按压，可按到明确的压痛，位置较局限，较固定。

🞎 如何预防半月板损伤

半月板损伤很常见，普通人平时应如何预防呢？

1. 运动前做准备活动　运动前要充分做好准备活动，将膝关节周围的肌肉韧带充分活动开。

2. 加强肌肉锻炼　加强股四头肌的力量练习，增加关节稳定性。

3. 膝部局部运动负荷不要过重　在做大量高强度的跳跃运动时要注意控制运动总量。超过半月板所能承受的生理范围的运动负荷，最容易造成半月板的损伤，尤其要注意运动量不能太大，时间不能过长，要有所控制。

4. 剧烈运动时要谨慎　避免在疲劳状态下进行剧烈的运动，以免因反应迟钝、活动协调性差而引起半月板损伤。

5. 运动时注意个人防护　如佩戴运动护具，防止运动中的意外损伤。

6. 充分利用工具　日常生活中，要有预见意外发生的可能性，充分利用身边的工具帮助降低半月板意外损伤。如上下公车或上下楼的时候，不要过于匆忙，可借助扶手帮助自己稳定身体再迈步走，有职业习惯的人，最好每隔一段时间变换劳作的姿势和稍事休息。

7.注意剧烈运动中的膝关节损伤　剧烈运动中，如果突然感到膝部剧痛，有时可闻及弹响，随后出现关节肿胀，此时应立即患肢制动，同时冷敷，然后去医院进一步检查处理。

8.半蹲时尽量避免关节旋转　半蹲扎马步时，上身重量集中于膝关节，此时再坚持做伤及膝盖的运动，无疑是雪上加霜。练太极拳时，膝关节半屈，小腿固定于中立位，这时如果股骨突然内旋、外旋、伸直时都会引起半月板损伤，屈膝旋转则最容易损伤半月板。因此，老年人练太极拳时拳架要高，屈膝旋转的动作幅度要小，且尽量少做。

脚后跟疼痛是怎么回事

脚后跟疼痛表现为足跟一侧或两侧疼痛，局部不红不肿，但行走不便，多数在早晨起床下地行走时明显，步行几步后，疼痛逐渐减轻，但如果继续行走活动，疼痛又会加重，是中老年人的常见疾病之一。很多人以为，脚后跟痛就是足跟骨刺导致的，其实，这种观点不完全正确。有跟骨刺会有足跟痛，没有跟骨刺也会出现足跟痛。

□ 脚后跟痛到底出了什么问题

其实脚后跟痛的原因很多，在足跟部的骨质、关节、滑囊、筋膜等病变任何一处发生损伤，导致无菌性炎症的发生，都会出现脚后跟痛。病因包括足底筋膜炎、跟骨骨刺、跟腱炎、跖筋膜炎、足跟脂肪垫炎、跟骨骨内压增高症、跟腱断裂、骨肿瘤、滑囊炎、跟骨骨折、应力性骨折等。其中最为常见的是足底筋膜炎。足底筋膜炎是指足底筋膜在反复行走活动中受到牵拉损伤出现了无菌性炎症。

足底筋膜是足底软组织下的腱膜，呈三角形，后端狭细，附着于跟骨结节，前端呈扇形分开至各脚趾。其主要功能是维持足底的足弓，使足部具有弹性，吸收走路脚板着地时来自地面的反作用力，当它过度使用或受到不正常的拉力时，皆可导致炎症。足底筋膜炎大多发生在久立或行走多的人，是一种长期的慢性轻度积累性损伤，疼痛部位在足底或近足跟处；X线跟骨侧位片也可表现为跟骨下方偏内侧的筋膜附着处有"骨刺"形成，或足跟部的筋膜增厚，密度增高。

"骨刺"只是通俗的叫法，它的医学名称叫"骨赘"。它可存在于身体的各个骨关节处，与衰老、长期保持某个固定姿势、长期磨损等有关。当人体承重部位如腰椎、膝关节、脚后跟出现无菌性炎症，刺激骨的代偿性生长，也就有了骨赘来帮助人体，起到支撑的作用。骨赘就像消防队员，哪里需要去哪里。很多人认为骨赘有害无利，一旦发现就应立即去除。实际上它对人体是有一定好处的。它可以起到固定作用，类似于手术的关节融合。比如，有的患者腰痛，但几年后腰痛好转了甚至不痛了，结果拍片却发现腰椎长了骨赘。其实是骨赘增加了腰椎的稳定性。

❑ 出现脚后跟疼痛该怎么办

在排除骨折、肿瘤、结核、跟腱断裂等疾病后，可以试试下面的方法。

1.休息、减少负重运动　脚后跟疼痛，是疲劳的体现，是身体无声的抗议，既然这样，那就让你的脚歇一歇吧。不要长时间站立或行走，运动1个小时，建议休息10分钟。及时缓解疲劳，才能将疼痛扼杀在摇篮里。

2.换一双合适的鞋或鞋垫　不要被漂亮的外表所迷惑，鞋合不合脚，穿上才知道。脚后跟疼痛，建议穿运动鞋或坡跟鞋，鞋跟高度最好在1.5~2 cm。告别平底鞋和帆布鞋吧，它们真的不适合你，一定要穿怎么办？那就买一双专用足跟垫，垫高脚后跟，让周围肌肉和韧带放松，疼痛也能缓解。

3.高钙饮食　进食含有充足钙质的食品，如奶制品、豆腐、虾米皮、海带、紫菜、海藻、芝麻酱等。多晒太阳，防止骨质疏松和跟骨骨刺生成。

4.巧用冷敷和热敷　剧烈运动或运动损伤后及时冷敷，能降低炎性因子的释放，从而减少无菌性炎症的发生，保护身体免受或少受疼痛之苦。而恢复期（受伤后 48 小时）适当的热敷，又能有效地缓解疲劳，促进炎症吸收，降低疼痛的程度。推荐每次冷敷、热敷的时间为 15~20分钟，一天 2~3 次。最好隔层毛巾，避免冻伤或烫伤皮肤。

5. 防寒保暖　注意足部保暖，坚持每晚用温热水泡脚，也可用中药红花、透骨草等煎水泡脚。

6. 拉伸训练　包括对跟腱及脚底筋膜的拉伸训练，具体方法如下。

（1）毛巾牵拉训练：取坐位，将腿伸直，用一条毛巾环绕患病侧足底，双手握住毛巾进行脚踝的牵拉训练。

（2）踩台阶牵拉训练：前脚掌踩在台阶边缘，患侧脚后跟缓缓向下落，直至感到脚底和跟腱牵拉感。

（3）按摩牵拉训练：取坐位，将患侧脚放到对侧的膝关节上方。先进行小腿肌肉的放松按摩，然后用手握住脚趾掌侧，往背侧牵拉。

7. 控制体重　超重的人更容易患足跟痛，因此应尽量保持正常体重，以减轻足部压力。

8. 没事经常踮踮脚　八段锦的"背后七颠百病消"是脚后跟疼痛很好的锻炼方法。踮脚还可以改善腰椎弯曲度，平衡肌肉，补肾强筋壮骨，防治腰椎间盘突出症。此外，踮脚还有更多好处。

（1）补助肾气：从中医经络学的角度来说，踮脚尖有利于刺激足太阴脾经、足厥阴肝经和足少阴肾经这三条经脉，有助于补肾固本，非常适合男性练习。在寒冷的冬天，经常踮起脚尖，就是非常好的扶阳大法。

（2）提神醒脑，缓解压力：踮脚或常用脚跟行走，可以刺激肾经及膀胱经。根据全息定位理论，脚跟与大脑也有很密切的关系，经常踮脚尖，可以有效改善脑部的气血循环。对于那些工作压力大、经常用脑的朋友来说，趁休息的时间，一边踮脚尖，一边深呼吸，可以提神醒脑，缓解紧张的精神压力。

（3）防治中风：中医认为，中风多是真阳衰损的阴盛阳虚证候。脑出血就是"阴盛格阳"导致的阳气上冲的症状。阳气上冲，聚于脑部，中枢神经就会受到比平日更多的刺激。踮脚尖是一种潜阳的方法，它可以刺激脑部气血运行，预防中风。因此踮脚尖是一种很好的保健方法。

注意：以上每次训练，次数不在多，而在于动作标准。这样才能达到治疗效果。建议每天练习3组，每组做10下，贵在坚持。

喝酒与股骨头坏死的关系

家人团聚、朋友聚会，酒似乎成了餐桌上的必需品。开心的一醉方休，不开心的借酒浇愁。那么，问题来了，你知道酗酒对股骨头的伤害吗？

股骨头坏死是一种进展性疾病，酒精性股骨头坏死与激素性股骨头坏死最常见。如果股骨头坏死得不到及时正规的治疗，将会错过最佳治疗时机，再加上负重（比如走路、爬楼、扛东西等）引起股骨头塌陷，形成骨性关节炎，最终的结果是患者致残。所以，股骨头坏死的早发现、早治疗尤为重要。

❏ 股骨头坏死的表现

疼痛、髋关节功能活动受限、跛行。

1. 疼痛　早期的股骨头坏死并不严重，疼痛的症状也不是很明显，主要是由肌肉、韧带、肌腱和关节囊、神经牵引等引发的髋关节周围、大腿内侧、前侧或膝盖等的异位疼痛，疼痛形式多表现为隐痛、钝痛、间歇痛或麻木感，休息一会症状会减轻或消失，运动或活动时间过长症状会加重。

2. 髋关节功能活动受限　主要是由疼痛引起的髋关节功能活动受限。患者出现疼痛后，股骨头处于非正常状态，股骨头与髋臼相互作用会明显加剧疼痛，人体常常为了避免疼痛，就会减少髋关节的活动，使得髋关节活动受限。股骨头塌陷，表面不圆滑，关节活动也会受到阻碍，主要表现为无法盘腿、下蹲有困难。

3. 跛行　股骨头坏死晚期的患者会有跛行的表现，部分早期的患者也会有跛行的症状，主要是间歇性跛行。疾病发展到中晚期会出现持续性跛行，股骨头塌陷期，患肢着地时同侧骨盆下降，导致同侧肩倾斜下沉，对侧摆动腿髋膝过度屈曲，与踝背伸加大，会出现斜肩步的情况。另外，酒精性股骨头坏死晚期出现的患肢缩短也是导致跛行的原因。

□ 喝酒对股骨头的影响

长期喝酒导致人体内脂肪代谢紊乱，血脂升高，小动脉发生纤维变性和粥样硬化，细胞膜严重受损，长期如此就会使股骨头局部缺血。另外，由于血液中脂肪增多，聚集成脂肪球，使股骨头软骨下的微血管被栓塞；酒精及其代谢产物又有直接的细胞毒性作用，会使缺血缺氧状态下的骨细胞发生变性坏死等改变，进而造成缺血性股骨头坏死。酒精性股骨头坏死与激素性股骨头坏死一样，是脂类代谢异常的结果。临床资料证实，长期大量饮酒者，血脂明显升高，致使肝内脂类的清理效能降低而致脂肪肝，所以股骨头坏死患者继续大量饮酒还会使病情逐渐加重。

因此，股骨头坏死发生以后，应当戒酒，并积极治疗，去医院进行相关的检查，明确目前股骨头坏死的严重程度。根据检查结果采取一定的治疗措施。

痛风、风湿、类风湿的疼痛与其他疼痛有区别吗

□ 痛风和风湿、类风湿的区别

痛风和风湿、类风湿在中医学都属于痹证的范畴。但三者有根本的区别。

1.痛风与嘌呤代谢有关，以春秋季节发病最多，发病前多无征兆，仅少数有疲乏、周身不适及关节局部不适。典型发作的特点：起病急，多在午夜痛醒，如刀割样剧痛，甚至不能忍受被单覆盖和周围震动。多以脚踇趾的趾关节红、肿、热、痛为多见，边界清楚，有明显触痛，此

病在中医学上有"白虎历节"之称，疼痛严重者有如虎噬咬之感。

2.风湿病是感染性疾病，临床表现主要有关节炎、心肌炎、皮肤环形红斑、皮下结节、舞蹈病、发热等。有反复发作倾向，可留下心瓣膜病变。

3.类风湿为免疫性疾病，早期表现为对称性的关节肿痛，以四肢小关节为主，其中掌指关节、腕关节、近端指间关节最为常见。有晨僵现象。

□ 不同部位疼痛与什么有关

1.关节休息痛　这类疼痛主要表现为：身体的某处关节持续性疼痛，但经过适当活动后，疼痛得以缓解。人体的免疫系统是抵御外敌入侵的武器，但当它过度兴奋时会错把自己的组织当作敌人攻击，而大多数风湿病也都是因为这所谓的"内讧"引起的。过度兴奋的免疫系统自己打自己的时候，产生大量的炎症产物，聚集在相应部位，它们对正常组织造成破坏，并引起肿胀疼痛。简单活动后，这些聚集的炎症产物也就相对散开了，所以疼痛缓解。这样的疼痛特点有别于劳损或退化引起的关节疾病，如骨关节炎、骨质增生等，后者主要是由于关节老化或骨刺形成后，关节腔内所谓的"润滑剂"消失了，关节运动后摩擦变大了，活动之后会更痛。当然了，这只是鉴别免疫系统紊乱疾病与老化性疾病时的一个方法。在此，提醒广大读者一旦发生持续性关节疼痛，应及时就诊。

2.手关节痛　手部每一个关节的疼痛，都有排除风湿病的必要。有一种简单的识别方法，就是认清近端指间关节与远端指间关节的变化。类风湿关节炎的发病部位通常在近端指间关节，同时伴有关节对称、肿胀以及晚期骨质破坏。骨关节炎则常发生于远端指间关节，一般不会出现对称性、肿胀等特征表现。当然了，系统性红斑狼疮、干燥综合征等其他风湿类疾病出现关节表现时，也会侵犯手部关节。如果发生手关节疼痛，需要及时就医，找专业的风湿科医生诊断。

3.脚趾痛　痛风性关节炎最显著的特点，就是最先出现脚踇趾关节的急性红肿热痛，一夜之间疼痛可达高峰。痛风的产生是由于血液内尿酸浓度升高，与盐结合后，析出尿酸盐晶体，沉积在关节，刺激滑膜引起炎症。当符合血流缓慢和温度较低两个条件时，尿酸盐晶体更容易沉积到关节。脚踇趾离心脏最远，血液到达最困难，所以通常为痛风的首发部位。痛风患者在正规药物治疗及饮食控制的同时，也要注意保暖。

4. 腰背痛　脊柱关节病是风湿科的常见病，以强直性脊柱炎为代表。主要累及中轴关节（后背、腰部、臀部关节），以炎性腰背痛为特征，伴或不伴有外周关节炎。符合以下 5 项标准中的 4 项，就说明你存在炎性背痛，需要提高警惕，前来风湿科就诊；①年龄 <40 岁；②隐匿起病；③运动后改善；④休息后不能缓解；⑤夜间痛，起床后改善。另外，如果家族成员中有患风湿类疾病的，更应该引起重视。

5. 肌肉痛　风湿类疾病引起肌肉损害也很常见，大多累及四肢的近心端肌肉，同时感到对称性的肌无力、肌肉压痛时，应警惕多发性肌炎的发生；如皮肤同时出现特殊样皮疹，应警惕皮肌炎的发生。如同时伴肌肉晨僵感、不明原因发热及乏力困倦时，应警惕风湿性多肌痛的发生。如肌痛范围呈弥漫性，出现血管附近结节性红斑，应警惕结节性多动脉炎。

❑ 类风湿关节炎的日常保养

1. 注意关节保暖　关节受寒湿的侵袭是引发类风湿关节炎的主要原因，所以患者在生活中要远离寒湿因素，腰腿疼痛、颈椎病久治不愈，不要用凉水洗澡和洗漱，避免关节受到冷热交替刺激。

2. 注意饮食　避免辛辣刺激性的食物。

3. 不要使关节受到挤压　类风湿关节炎主要侵犯人体的小关节，如指间关节。如果这些关节经常受到挤压，就会导致关节发生肿胀，加重疾病症状。所以患者尽量不要拿重物，应使关节保持轻松的状态。

4. 要有积极乐观的情绪，保证良好的睡眠　这些对关节功能的保持和恢复都起到一定的作用。

5. 避免关节受到创伤　关节受到创伤就会加重类风湿关节炎的症状，影响患者的康复。

6. 保持关节的灵活性　患者在病情减轻以后要进行关节灵活性的训练，防止关节发生畸形，甚至受到永久性的损害。

引起颈肩腰腿痛的疾病，您知道吗

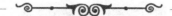

颈肩腰腿痛在生活中非常常见，很多人不当回事，以为忍一忍，时间久了就能好了。大多数情况下，当出现疼痛的时候，身体已经出现了问题，是在向您发出求救信号，不要以为只是简单的疼，还有可能是您想不到的病，甚至特别严重的病。那么，我们来介绍一下，临床上会出现颈肩腰腿痛的那些病吧。

颈部疼痛，可能是什么病

颈部疼痛最常见的病因是劳损、外伤，常见疾病包括颈椎病、颈椎间盘突出症等，还有可能是一些内科疾病反映在颈部出现疼痛，常见疾病介绍如下。

□ 颈椎病

当出现颈肩痛、头晕、头痛、上肢麻木、肌肉萎缩、双下肢痉挛、行走困难，甚至四肢麻痹，大小便障碍，出现瘫痪等症状时，要警惕是否得了颈椎病。

□ 椎间盘突出症

当椎间盘突出刺激或压迫脊神经根和脊髓时，会产生颈、肩、腰腿痛，麻木等一系列临床症状。

□ 颈肩肌筋膜症

肌筋膜痛好发于腰背部或颈肩部。可指出疼痛部位，痛可向远处放射，如涉及肩臂部或上背部以及头部，还可伴有交感神经症状如头痛、头晕、耳鸣甚至手臂发凉、血压改变等。

□ 落枕

早晨起床后发觉颈项肩背部疼痛，酸困不适，多为一侧，双侧者不见。严重时头常向一侧斜，脖子不能自由转动、回顾，活动时，疼痛加剧。

□ 颈椎综合征

当颈椎的退行性病变刺激和压迫周围的血管、神经时，会引起肩臂痛、眩晕、瘫痪等一系列综合征。以肩臂痛为主要症状，所以又称颈肩综合征。

□ 项韧带钙化

与颈椎病的常见症状相似，没有特殊症状，甚至没有明显的症状。

□ 斜方肌综合征

原发于斜方肌的疼痛，压痛可局限，并向肩部放射。

□ 颈部软组织损伤

多表现为颈部疼痛、颈部肿胀，严重的可能导致颈部僵硬活动困难。通常由机械外力因素、超时限活动损伤、长期低头工作等因素引起。

□ 寰枢椎旋转脱位

多表现为特发性斜颈、头颈僵直与旋转受限，以齿状突与寰椎侧块的对应关节改变为 X 线特征的一种病变。

□ 茎突综合征

本病表现为咽部异物感、咽痛或反射性耳痛、头颈部痛和涎腺增多等症状，多由于茎突过长或其方位、形态异常刺激邻近血管神经引起的。

❑ 颈椎骨折脱位

颈椎椎体骨折的同时，伴有椎节严重脱位者，称为颈椎骨折脱位。这是一种典型的完全性损伤。

❑ 颈椎后脱位

暴力使颈椎产生过伸活动，引起颈椎上节椎体下缘在下节椎体上缘向后滑动，而出现相应临床症状的疾病。多伴有脊髓受损和软组织的广泛性损伤，预后欠佳。

❑ 单纯性寰枢椎脱位

多有颈部不稳感、头颈部活动受限、吞咽困难、张口困难等表现。

❑ 主动脉夹层

主要表现剧烈胸痛、面色苍白、肩胛区疼痛。

❑ 慢性劳损性颈背部筋膜纤维织炎

主要表现为皮下结节、晨起时颈背部弥漫性剧痛、上肢外展上举困难、胸骨压痛、背痛。因某种原因（寒冷、潮湿、慢性劳损等）致颈背部筋膜及肌组织出现水肿、渗出及纤维性变，并伴有一系列临床症状。

❑ 食管穿孔

最严重的胃肠道急症之一，多伴有吞咽困难、胸痛、吞咽痛、颈部疼痛、压痛等临床症状。

❑ 甲状舌管囊肿

进行性颈部肿块、颈部囊性病变时，伴有颈部疼痛。

❑ 化脓性食管炎

多继发于食管异物或器械检查造成食管黏膜损伤的基础上，伴有吞咽困难、高热、吞咽痛、胸骨后疼痛、颈部疼痛等相关症状。

□ 椎管内神经鞘瘤

神经根刺激感觉障碍、运动功能障碍、颈部疼痛。

□ 转移性骨肿瘤

典型症状有神经痛、消瘦、疼痛。骨转移性恶性肿瘤是指原发于骨外器官或组织的恶性肿瘤，经血液循环或淋巴系统，转移至骨骼，并继续生长所形成的肿瘤。

□ 乙状窦血栓性静脉炎

在感染波及乳突的血管、颈部静脉以及淋巴结时，可有耳痛及剧烈头痛，枕后及颈部疼痛，乳突后方可有轻度水肿等表现。

肩部疼痛，可能是什么病

肩部疼痛常由劳损、外伤以及其他疾病的并发症导致，常见疾病包括颈椎病、肩周炎、肩袖损伤，还有可能是一些内科疾病反映在肩部的表现。常见疾病介绍如下。

□ 颈椎病

颈椎病会出现颈肩部的疼痛，这时往往颈肩周的肌肉出现的疼痛比较明显，同时可以伴有肩关节活动受到限制。

□ 肩周炎

肩周炎可以使肩部某一点或几个点疼痛，同时伴有肩关节向各个方向活动受限，特别是在夜间时疼痛比较重，甚至可以疼醒。

□ 肩袖损伤

在肩关节疾病中，发病率比较高的是肩袖损伤，其次是肩峰撞击征和肩关节不稳。较为容易患病的人群为运动员、经常提拉重物者、外伤损伤者。其典型症状是颈肩部夜间疼痛、上举手臂疼痛、不敢患部侧睡甚至被痛醒。当肩关节在外展、上举或后伸时会出现无力的情况，有时甚至连解决个人卫生也存在困难，严重影响患者的生活。

❏ 肩关节撞击综合征

肩峰与肱骨的大结节之间相互撞击，损伤到它们之间的肌腱导致肩关节撞击综合征。

❏ 肩关节半脱位

多表现为肩部肿胀、疼痛、活动受限。

❏ 肩部骨折

主要临床表现为伤侧肩部疼痛、肿胀、瘀斑及活动障碍。肩部骨折后若未得到及时有效的治疗可能出现骨折畸形愈合、不愈合、肩关节功能障碍、患处长期疼痛及麻木等并发症，严重者导致受伤肢体完全丧失活动能力，显著影响患者的生活质量和工作能力。

❏ 肩手综合征

多表现为患侧手肿胀和疼痛，并伴患侧肩关节疼痛。

❏ 肩部周围的骨头或肌肉的肿瘤

常见的就是肩胛骨的肿瘤，这时会出现肩部疼痛，要进行 CT 检查来进一步确诊。

❏ 心肌梗死或心绞痛

出现左侧肩部的疼痛。

❏ 胆囊炎或胆囊结石

出现右侧肩部的疼痛。

❏ 肺部的肿瘤

肺部的肿瘤发生在肺间尖时，会出现肩部的疼痛，需要进行肺的 CT 检查来进一步查明原因。

腰部疼痛，可能是什么病

腰部疼痛病因复杂，骨骼、软组织、神经出现问题都会引起腰部疼痛，常见疾病包括腰椎间盘突出症、腰三横突综合征、梨状肌综合征等疾病，还有可能是其他部位疾病反映在腰部出现疼痛。在临床中，需要仔细与其他疾病相鉴别，常见疾病介绍如下。

❑ 腰椎间盘突出症

腰椎间盘突出症是日常生活中腰腿痛常见的原因之一。主要表现为腰背痛与下肢放射痛，具体表现为腰痛和坐骨神经痛、马尾综合征、麻木，腹股沟区或大腿内侧痛、尾骨疼痛等。

❑ 腰三横突综合征

表现为患侧竖脊肌痉挛，腰三横突尖端有明显的局限压痛。早期臀肌丰满，内肌痉挛（由 L2~4 闭孔神经支配）；重者，晚期可见臀肌痉挛，臀中肌可触及条索状物，有压痛。

❑ 梨状肌综合征

主要病因是梨状肌压迫坐骨神经，当梨状肌受损出现炎症、肿胀、充血，压迫坐骨神经出现周围神经卡压性疾病。主要临床表现包括疼痛、臀部肿物、活动受限，可导致畸形。

❑ 坐骨神经痛

坐骨神经痛的典型症状就是一侧或双侧下肢的放射痛，有时合并麻木感，可表现为腰部、臀部、大腿后侧、小腿后外侧及足背外侧的疼痛。多数源于坐骨神经本身疾患或受到外来刺激，进而出现一系列以神经损害为主要症状的疾病。

☐ 脊柱结核

主要表现为低热、盗汗、虚弱、乏力、体重减轻。脊柱结核因循环障碍及结核病菌感染引起椎体病变所致，患者受累的脊柱表现有骨质破坏及坏死，有干酪样改变和脓肿形成，椎体因病变和承重而发生塌陷，使脊柱形成弯度，棘突隆起，背部有驼峰畸形，胸椎结核尤为明显。

☐ 脊柱侧弯

是指脊柱的一个或数个节段向侧方弯曲或伴有椎体旋转的脊柱畸形。

☐ 强直性脊柱炎

强直性脊柱炎主要累及脊柱、骶髂关节，引起脊柱强直，活动困难，并可有不同程度的眼、肺、心血管、肾等多个器官损害。

☐ 脊柱肿瘤

背痛是脊柱转移瘤患者最常见的症状，经常早于其他神经症状数周或数月。可以见到两种性质不同的背痛：与肿瘤有关的疼痛和机械性疼痛。与肿瘤有关的疼痛主要表现为夜间痛或清晨痛，并且一般在白天因活动而缓解。这种疼痛可能是炎性介质或肿瘤牵张椎体的骨膜所致的。

☐ 腰椎管狭窄症

腰椎管狭窄症是引起腰痛或腰腿痛最常见的疾病之一。其主要临床特点是神经性间歇性跛行，以及臀部、大腿、小腿的无力和不适，在行走或后伸后加重，另一临床特点是鞍区（会阴部）感觉异常和大小便功能异常。

☐ 腰椎滑脱

患者可以没有任何症状，也可能会出现各种相关症状，如腰痛、下肢疼痛、麻木、无力，严重时可出现大小便异常。滑脱较重的患者可能会出现腰部凹陷、腹部前凸，甚至躯干缩短、走路时出现摇摆。

□ 慢性劳损性腰背痛

患者多主诉腰背部（有时包括臀部）弥漫性疼痛，以两侧腰部、椎旁及骶嵴上更为明显。存在点状压痛及皮下结节，以腰背部僵硬、活动受限及肌肉紧张等多见。其特点是晨起时剧痛，活动数分钟或半小时后缓解，但至傍晚时似乎因活动过多疼痛又复现。多有明确的诱发因素，其中以体力劳动、体育锻炼、过累、受潮及受凉为多见。

□ 肌筋膜纤维组织炎

多见于中年以上，长期缺少肌肉锻炼和经常遭受潮湿寒冷影响者。本症是颈肩腰臀部均可被侵犯，有特定的痛点，按压时，有一触即发的特点，产生剧痛。疼痛可以放射，但不符合神经解剖的分布。

□ 脊椎关节突间关节滑膜炎

本症的主要临床表现为严重慢性腰痛，可有急性发作，急性期患者卧床不起、翻身困难，发病的小关节部位有深在性压痛。无神经根损害的症状和体征，直腿抬高试验阴性。

□ 骶髂关节劳损

常有急性发作，也有转为慢性病程迁延数月之久者。发病原因多与急性扭伤或长时间在不利姿势下劳动有关。妊娠期可因黄体酮的分泌使韧带松弛及体重增加，重力前倾而引起本症的急性发作。下腰一侧或两侧疼痛严重，放射至臀部或腹股沟区，但不至小腿坐骨神经分布区。患者往往不能下地或勉强跛行，卧床屈髋可缓解疼痛，重者不能翻身。

□ 棘间、棘上韧带炎

本症是脊柱外科门诊常见病，由于棘突间或棘突上韧带在腰部活动中容易受到牵拉、挤压、摩擦等损伤而出现急慢性损伤性疼痛。表现为腰部疼痛、不适及活动受限等。查体可见棘突间或棘突上明确的压痛点。

□ 腰椎骨质增生

本病是一种慢性、进展性关节病变，以腰三、腰四椎体最为常见。如压迫坐骨神经可引起坐骨神经炎，出现患肢剧烈麻痛、灼痛、抽痛、窜痛、向整个下肢放射。

□ 腰椎骨关节炎

主要是由于骨质增生退行性变引起的。多在患者劳累或者受凉的情况下才发病，以引起疼痛症状为主。

□ 黄韧带肥厚

连接在脊柱相邻椎板的黄韧带，在长期应力的作用下发生肥厚。如腰肌过度劳损或腰部慢性损伤，黄韧带也会增宽，其脆性明显增加，弹性显著下降，并可与周围组织如硬膜囊发生粘连，对脊髓神经造成压迫。黄韧带肥厚是导致椎管狭窄重要的影响因素。

□ 消化性溃疡

在各种致病因子的作用下，黏膜发生的炎症与坏死性病变深达或穿透黏膜肌层导致溃疡，称消化性溃疡。消化性溃疡以上腹疼痛为主要症状，其特点为慢性疼痛，呈周期性和节律性发作，有自然缓解和反复发作的倾向。

□ 胰腺炎

胰腺组织的炎症性疾病，包含急性胰腺炎和慢性胰腺炎。主要表现为腹痛、腹胀、恶心、呕吐、发热等症状。腹痛，多为持续性隐痛，向腰背部放射，呈束腰带状。患者为缓解疼痛常呈蜷曲体位。

□ 尿道结石

分为原发性和继发性两种。当尿路结石堵住输尿管时，会产生腰痛的临床症状。

□ 骨巨细胞瘤

一种较常见的原发性骨肿瘤。临床症状表现为疼痛、局部肿胀、局部包块压之有乒乓球样感觉、关节活动障碍。

□ 脊索瘤

一种罕见病，起源于胚胎残余的脊索组织。脊索瘤的主要病因是胚胎残余的脊索组织发生恶变和基因突变。脊索瘤常见症状包括颅内肿块、疼痛、视力障碍、面神经损伤、声音嘶哑，可导致大小便失禁、脑积水、复视等。

□ 胰腺癌

发生于胰腺外分泌腺的恶性肿瘤。早期腹痛常位于中上腹，其次为左侧季肋部，后期常伴有腰背部放射性疼痛。胰头癌常向右侧腰背部放射，胰体尾癌则多向左侧腰背部放射。仰卧与脊柱伸展时疼痛加剧，弯腰前倾坐位或屈膝侧卧时可稍缓解。当癌肿压迫或浸润腹膜后神经丛时，可引起严重的持续性腰背痛。

□ 盆腔肿瘤

肿瘤压迫神经或癌细胞浸润盆腔结缔组织发生腰痛。肿瘤本身对腹膜的牵拉也会引起腰痛。

□ 附件炎

附件炎是女性生殖附件（输卵管和卵巢）产生的炎症。附件炎引发腰酸腰痛的主要原因是，当盆腔内出现各种炎性变化、充血、水肿、结缔组织发生粘连时，会直接压迫腰骶神经，致使腰部出现压痛感，从而引起腰酸难持、腰骶疼痛的刺激症状。

□ 子宫疾病

子宫区域发生的各种病变，如炎症、损伤、肿瘤及癌前病变等，是女性最常见的疾患。子宫疾病引发腰酸腰痛的主要原因是子宫位置异常。

当子宫后屈或后倾，则因子宫及周围发炎造成粘连，引起牵引性腰痛，这种情况多发生在频繁人流、多产或其他子宫手术之后。子宫下垂、脱出或高位粘连于腹腔等，可牵拉韧带，造成腰痛的发生。

❏ 子宫脱垂

子宫沿阴道向下移位，由于盆腔支持组织薄弱和张力减低，腹腔压力增大，产生下坠感，并因牵引而出现腰部酸痛。

❏ 隐性脊柱裂

由于先天性的椎管闭合不全，在脊柱的背或腹侧形成裂口，可伴或不伴有脊膜、神经成分突出的畸形，多发于第1和第2骶椎与第5腰椎处，伴随症状腰骶部、会阴部、臀部及下肢的疼痛等，隐性脊柱裂常伴有慢性腰痛，且多在成年后。

❏ 脊膜膨出

脊膜膨出为先天性棘突和椎板缺如所致，是脊柱裂的一种类型，属于神经管缺陷疾病中常见的一种。

❏ 游走肾

本病是一种常见的泌尿系统疾病。病因通常为肾的固定装置发育不良，使得肾脏能在腹膜后间隙内自动活动，引起肾实质受到牵拉而导致患者出现症状。主要症状包括腰酸背痛、肾区叩痛、牵拉痛、绞痛、输尿管放射痛等，以青年人群和瘦高体型的女性较为多见。

❏ 急性化脓性骨髓炎

由化脓性细菌引起的骨膜、骨质和骨髓组织的一种急性化脓性炎症。常伴有全身中毒症状，局部剧痛，限制活动。

膝腿部疼痛，可能是什么病

膝腿部疼痛常见疾病包括外伤导致的半月板损伤、交叉韧带、肌肉拉伤和关节炎等疾病，还有可能是其他部位疾病反映在膝腿部出现疼痛。在临床中，需要仔细和其他疾病相鉴别，常见疾病介绍如下。

❑ 半月板损伤

半月板是位于胫骨与股骨之间的一副纤维关节软骨。半月板损伤一般是因膝关节外伤引起的两块软骨损伤，局部以疼痛、肿胀、关节水肿，甚至关节交锁、膝关节运动障碍为主要症状。患者通常有明显的外伤史。

❑ 下肢骨折

主要的症状是引发腿部有剧烈的疼痛，伴有腿部肿胀，活动受限。大致可分为股骨骨折、髋部骨折与脱位、骨盆骨折、髌骨骨折、胫腓骨骨折、踝骨骨折等。

❑ 肌肉损伤

肌肉损伤后患者可出现局部出血、肿胀、疼痛，严重时可致肌肉完全断裂，活动受限等情况。大致可分为股四头肌损伤、腘绳肌损伤、股内收肌、小腿三头肌损伤等，是指肌肉遭受直接暴力打击所致的挫伤，或间接暴力所致的拉伤。

❑ 前十字韧带损伤

强力外伤时有的患者觉有膝关节内撕裂声，随即膝关节软弱无力，关节疼痛剧烈，迅速肿胀，关节内积血。关节周围有皮下瘀斑者常表现为关节囊损伤关节功能障碍。陈旧性损伤患者可出现股四头肌萎缩，打软腿或错动感，运动能力下降。

□ 后交叉韧带损伤

可以导致膝关节次要稳定因素的进一步松弛，造成局部疼痛、肿胀和不稳定。

□ 膝关节侧副韧带损伤

膝关节过度内翻或外翻时，被牵拉的韧带超出生理负荷而发生撕裂、断裂等损伤，以膝关节淤青、肿胀、疼痛、功能障碍、有明显压痛点等为主要表现。

□ 髌韧带损伤

急性损伤主要有髌韧带自髌骨下缘撕脱、髌韧带中部断裂，常见于青少年。股骨粗隆与股骨体在尚未发育成熟前，其间有一骺软骨，当股四头肌猛力收缩时，容易引起髌韧带自胫骨粗隆处撕脱而分离。

□ 髌骨软化症

髌骨软化症是髌骨软骨面及其相对的股骨髌面的关节软骨受损伤而引起的，以膝部不适、髌骨后方疼痛、膝内侧隐痛，活动时疼痛加重，继而自觉髌骨之间有摩擦感、髌骨有压痛为主要表现，是退行性疾病。多见于青壮年及中年女性，女性发病率高于男性。

□ 髌下脂肪垫损伤

膝关节反复挫、碰、扭伤，脂肪垫发生水肿、机化、肿胀和增厚，以膝关节过伸，站立时酸痛无力，髌韧带及两膝眼的部位肿胀、膨隆、压痛等为主要表现的疾病。

□ 股骨头坏死

疼痛是股骨头坏死最常见的早期症状，50%急性发作。特征是髋部不适。

□ 银屑病关节炎

本病是一种与银屑病相关，可引起多个关节病变的慢性自身免疫性炎症性疾病，有易复发倾向，是银屑病特殊类型之一。临床表现有银屑病皮疹并伴有关节和周围软组织疼痛、肿胀、压痛、僵硬和运动障碍。

□ 创伤性关节炎

它是由创伤引起的以关节软骨的退化、变性和继发的关节周围骨质增生为主要病理变化，以关节疼痛、活动障碍为主要临床表现的疾病。本病以药物治疗、手术治疗为主，预后较好。

□ 下肢静脉血栓

下肢静脉血栓形成的临床特点为下肢局部肿痛、皮下可扪及压痛明显的条索状物或伴有病变远端浅表静脉曲张等静脉回流受阻现象，可因血栓脱落而造成肺栓塞。

□ 痛风

长期高尿酸血症可引起关节及周围软组织尿酸盐晶体沉积，进而出现反复发作的急性关节和软组织炎症、痛风石沉积、慢性关节炎和关节损坏。

□ 神经损伤

股神经损伤，可出现股四头肌萎缩、膝关节伸直障碍或伸膝无力等；坐骨神经损伤，又可分为胫神经损伤和腓总神经损伤，胫神经损伤可表现为足趾跖屈、外展和内收障碍及足底皮肤感觉障碍等；而腓总神经损伤则表现为足背伸、外翻功能障碍，呈足下垂畸形等。

其他可以引起颈肩腰腿痛的疾病

☐ 幻肢痛

截肢术后的患者仍存有已截除的手或脚的幻觉，发生在该幻肢部分的不同程度、不同性质的疼痛。

☐ 骨关节炎

骨关节炎是一种以关节软骨退行性改变引发无菌性炎症为主，并累及整个关节组织的最常见的关节疾病，最终会发生关节软骨退变、断裂、缺损，甚至整个关节面的损害。表现为关节疼痛、僵硬、肥大、活动受限，好发于膝、髋、颈椎和腰椎等负重关节。

☐ 风湿性关节炎

本病属变态反应性疾病，是风湿热的主要表现之一，多以急性发热及关节疼痛起病，典型表现是轻度或中度发热，游走性多关节炎，受累关节多为膝、踝、肩、肘、腕等大关节，常见由一个关节转移至另一个关节，病变局部呈现红、肿、灼热、剧痛。

☐ 类风湿关节炎

目前大多数人认为其是人体自身免疫性疾病，表现为外周关节的非特异性炎症。患病关节及其周围组织呈进行性破坏，受损关节发生功能障碍。

☐ 骨化性肌炎

本病是进行性骨质结构于肌肉、结缔组织内沉积所引起的肌肉硬化的一种疾病。其病因不清。表现为先天性斜颈、扭转和颈部肌肉肿胀、变硬，但多数不伴疼痛。全身肌肉均可累及。剧烈运动或外伤可引起肌肉破裂、出血和血肿形成，可继发肌肉僵硬和骨化形成，引起受累肌肉相应关节僵直和残障。

骨质疏松症

骨质疏松症是最常见的骨骼疾病。骨质疏松症是一种以骨量低、骨组织微结构损坏，导致骨脆性增加，易发生骨折为特征的全身性骨病。随着病情进展，骨量不断丢失，骨微结构破坏，患者会出现骨痛、脊柱变形，甚至发生骨质疏松性骨折等后果。部分患者可没有临床症状，仅在发生骨质疏松性骨折等严重并发症后才被诊断为骨质疏松。

血管炎

血管炎指炎症细胞浸润血管壁及血管周围，同时伴有血管损伤，包括纤维素沉积、胶原纤维变性、内皮细胞及肌细胞坏死的炎症，又称脉管炎。主要表现为多系统的损害，少数可有发热，一般同时伴有乏力、关节肌肉疼痛等症状。皮肤多形性的损害很多见，可以有红斑、丘疹等出现。部分会急性起病，伴有头痛、出血等症状。

神经炎

神经炎是指神经或神经群发炎、衰退或变质。一般症状是疼痛、触痛、刺痛。受感染的神经有痒痛和丧失知觉，感染部分红肿以及严重痉挛。

脊髓炎

由病毒、细菌、螺旋体、立克次体、寄生虫、原虫、支原体等生物原性感染，或由感染所致的脊髓灰质或（和）白质的炎性病变，以病变水平以下肢体瘫痪、感觉障碍和自主神经功能障碍为其临床特征。

血管畸形

血管畸形包括以下五类：动脉瘤、动静脉畸形、静脉畸形、毛细血管畸形、小淋巴管的畸形。伴随症状有头痛、恶心、呕吐、心慌、胸闷、昏迷等。

就诊时的困难，您遇到过哪些

颈肩腰腿痛是影响人们工作、生活的最常见疾病之一。世界卫生组织的数据显示，腰腿痛已成为困扰全世界约 10 亿人的常见病。20 世纪 80 年代，欧美发达国家流行病学调查显示，80% 以上的人群会在人生不同阶段，因腰痛而求助于脊柱外科医生。由于工作压力大，人际交往比较繁忙，家庭生活压力大，青中年颈肩腰腿痛患者正在逐年增多。由于患者神经活动抑制过程减弱，对疼痛的感受阈值降低，肌肉紧张，痛觉甚为敏感，从而导致颈肩腰腿痛。那么，当发生颈肩腰腿痛时，临床就诊会遇到哪些问题呢？

需要到哪个科室就诊呢

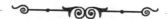

得了颈肩腰腿痛到底应该到哪个科室看病呢？这是困扰很多患者的难题。先看下面几个病例。

【病例一】

患者李某，女，33 岁，教师。

主诉：颈部不适 2 年，加重伴右侧上肢麻木、疼痛 10 天。

现病史：李某从年轻时就经常颈部不舒服，经常落枕，且经常失眠，总以为是疲劳所致的，有时候看看医生或者找点理气止痛的药吃，或进行推拿、拔罐治疗，一般 5~7 天就好了。近 10 天来晨起又有落枕的症状，脖子不能动，伴有右侧上肢麻木、疼痛，胳膊不能抬，右肩背部疼痛得很严重，喘气都痛。低头时间长时疼痛加重。

【病例二】

患者张某，男，48 岁，汽车司机。

主诉：颈肩酸痛 5 年，加重伴下肢乏力 3 个月。

现病史：开车时间久时患者经常出现颈肩酸痛，休息或者贴膏药能缓解。3 个月前长时间开车后颈肩背酸痛加重，同时感觉右上肢麻木、无力，双下肢无力，行走如踩棉花，双脚沉重，小便有时不能控制，大便干。在头往后仰时颈部麻木、刺痛一直传向下肢，全身疲乏。

【病例三】

患者钱某，女，43 岁，银行职员。

主诉：颈肩部疼痛 1 年，加重伴头痛、头晕 2 个月。

现病史：患者自述 1 年前因劳累引起颈肩部疼痛，伴右上肢放射性痛、发麻及感觉障碍、右手握力减退，偶有耳鸣。曾于几家医院口服中西药物治疗，效果不佳。2 个月前不明原因病情加重，颈肩部疼痛及右上肢放射性疼痛、发麻，伴头痛、头晕、心慌及耳鸣。睡眠欠佳，二便正常。

【病例四】

患者王某，女，56 岁，退休。

主诉：反复发作腰部及右下肢疼痛 4 年，再发加重 1 个月。

现病史：患者 4 年前无明显诱因出现腰部疼痛，活动后明显，卧床休息后减轻，伴有右下肢疼痛，但无右下肢麻木、无力及大小便障碍，无发热、盗汗、纳差、乏力等不适，无尿频、尿急、尿痛，在当地医院给予牵引、针灸、理疗等保守治疗，经治疗后有好转，但有反复。患者 1 个月前感腰部疼痛加重，并出现右下肢疼痛加重，伴有右下肢麻木，活动困难。起病以来，患者精神、食欲、睡眠可，大小便正常，体力下降，体重无明显变化。

【病例五】

患者赵某，男，62 岁，退休。

主诉：腰部酸痛伴左下肢麻痛半年余，加重伴小便困难 10 天。

现病史：患者半年前无明显诱因出现腰部酸痛，左下肢麻木、疼痛，劳累、久站、久行后加重。在私人诊所多次就诊，针灸、推拿、拔罐、贴膏药，疗效差。一直未正规治疗，病情迁延未愈，有加重趋势。10 天前无明显诱因出现腰部酸痛，左下肢麻木、疼痛加重，影响日常生活，行走困难，会阴部麻木，小便有时不能控制，大便干，睡眠差。

❑ 病例分析

以上五个病例都是典型的颈肩腰腿痛病例。前三个病例都有颈部疼痛症状，伴有上肢疼痛或下肢无力，后两个病例都有腰部疼痛症状伴有下肢麻木、疼痛。但每个病例又都有自己的特点。如病例一伴有右侧上肢麻木、疼痛，胳膊不能抬；病例二伴有双下肢无力，行走如踩棉花，小便有时不能控制，大便干；病例三伴头痛、头晕、心慌及耳鸣。这三个病例都是颈椎病或者颈椎间盘突出症，但分型不同，治疗方法也不一样。病例一为神经根型颈椎病，病例三为椎动脉型颈椎病，均可以非手术治疗。但病例二为脊髓型颈椎病，一般需要手术治疗。病例四和病例五应该是常见的腰椎间盘突出症，但病例五有会阴部麻木，小便有时不能控制，大便干，为马尾压迫症状，应该选择手术治疗。

同一种疾病，正确的治疗方法不同。那么颈肩腰腿痛患者就诊，要到什么科室检查或治疗最合适呢？根据颈肩腰腿痛的疼痛的特点，如果是轻度疼痛，可以选择中医科、康复科进行局部治疗，包括针灸、推拿、运动疗法、物理因子治疗、药物治疗，这样就可以缓解疼痛。如果患者的症状比较重，经过保守治疗效果不好，可以选择疼痛科进行治疗。疼痛科除了药物治疗以外，还可以进行微创手术的治疗，从根本上解决疼痛。如果患者经过保守治疗效果不好，症状比较重，并且伴有肌力的改变，经影像学检查发现病变比较严重，可以选择骨科的开放手术治疗。

以腰痛为例，介绍一下相关就诊路径。腰痛挂什么科室需根据腰痛部位判断。如果下腰段酸痛，在没有明显外伤情况下，可以到推拿科或者颈肩腰腿痛专科进行诊断；如果伴有腹部前侧的疼痛和腰痛，要注意观察泌尿系统，临床上经常见到患者因泌尿系统的结石产生腰痛和腹部双向疼痛。另外，部分患者表现为下腰段酸痛，如果女性伴有月经期明显加重，除了就诊颈肩腰腿痛专科之外，还要就诊妇科，这种情况通常是盆腔内出现炎症、积液引起的下腰段疼痛；还有的腰痛具有明显的外伤史，需要到骨科，判断有无骨折或者压缩性骨折、隐性骨折，避免不良事件的出现。此外，较多老年患者由于弯腰或轻微的外力损伤产生腰痛，尤其要警惕。除了上腰段疼痛之外，若伴有下腰骶部的疼痛，可能是严重的压缩性骨折，一般较难发现，需要到骨科进行检查及治疗。

　　颈肩腰腿痛在门诊上很常见，可挂的科室也很多，最常去的科室包括骨科、疼痛科、康复科、理疗科还有中医科。来这几个科室就诊的颈肩腰腿痛的患者是比较多的，有的患者还会到神经科和一些内科科室就诊。下面就对各个科室进行更加详细的介绍。

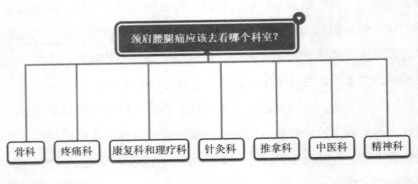

□ 骨科

　　大部分人会选择首先去骨科就诊。其实去骨科的目的就两个，一是诊断病情，判断病情是否由颈椎病以及腰椎间盘突出等情况引起的。可以考虑颈椎腰椎 CT 或磁共振检查明确病情，确诊后进行物理治疗，或应用相应药物治疗。二是做手术。如果疾病已经诊断清楚，没有手术和复位的需要，那就别往骨科跑啦。因为在保守治疗方面，骨科大夫的答复比较简短，就六个字：休息、吃药、理疗。

❑ 疼痛科

疼痛科主治各种疼痛，既包括骨关节系统的疼痛（如颈肩腰腿痛），也包括神经系统的疼痛（如三叉神经痛、带状疱疹痛、癌痛等）。治疗手段多，设备比较先进，对外宣传力度大。那么究竟哪些疼痛应该去疼痛专科就诊呢？归纳起来主要有几个方面：①未查明病因的疼痛；②疼痛病因清楚，但无特效治疗方法的疼痛；③颈肩腰腿痛；④神经病理性疼痛；⑤癌性疼痛。疼痛科是治疗慢性疼痛的专业科室，而对一些顽固性疼痛有时也束手无策，例如由骨质增生引起的疼痛，应首选骨科，疼痛科只能暂时缓解疼痛，不能从根源上解决问题。

❑ 康复科与理疗科

康复科多与理疗科并在一起，是新兴的科室。康复科是一个综合性的科室，既包括传统的针灸、按摩、中药等中医康复，又引入了现代的关节松动术、牵引、蜡疗、冲击波等治疗手段。最具特色的是康复科强调患者主动参与，自己当自己的医生。其中，医疗体操作为一种简单、易学、便捷、有效，同时又免费、无创的主动运动疗法，越来越受到大家的认可。康复科注重整体步态体态评估、注重中西合璧标本兼治和无创绿色综合治疗。所以想要快速去痛、除根，还想无创治疗，同时希望降低治疗费用的患者，到康复科诊疗或许是最好的选择了！

❑ 针灸科

针灸在治疗颈肩腰腿痛方面，尤其在急性期，止痛疗效确切，无须质疑。针灸疗法具有益气活血、疏通经络、行气导滞、温经通脉、调和气血、平衡阴阳的作用，所以针灸疗法对疼痛性疾病具有特殊的疗效，是颈肩腰腿部疼痛性疾病的理想疗法。针灸疗法在临床应用过程中，还可根据具体病情，结合应用其他辅助疗法，如拔火罐、电磁灯、电针、耳针、眼针等，以进一步提高疗效。

❑ 推拿科

对于疼痛较轻且无手术指征的颈肩腰腿痛类疾病，推拿疗法是不错的选择。推拿是运用推、拿、按、摩、点、捏、搓、叩、捋、顺、散、切、揉等手法，配合中药等药物，整体治疗人体软组织疾患、骨骼疾患及其他疾病。此外，推拿按摩也可应用于保健及运动后恢复，指导或实施人体运动系统疾患的预防、预后护理。推拿科医师可以运用点、按等手法及其他医学手段进行疾病诊断。推拿不能直接杀灭细菌、病毒等病原微生物，故对感染类疾病（如结核、化脓性骨髓炎、软组织脓肿等）不宜采用，尤其对于组织有侵蚀性破坏的疾病（如骨、关节肿瘤），更要禁忌，以免加重病情。局部患有皮肤病也应禁忌。

❑ 中医科

中医科治疗颈肩腰腿痛的主要方式是中药治疗。《黄帝内经》曰："夫十二经脉者，内属于脏腑，外络于肢节。"疼痛虽表现在肌肉、骨骼、关节，实际与五脏六腑关系密切。因此，在处理局部疼痛的同时，大家也别忘了进行机体整体的调节。中药治疗贵在整体调节，尤其在疾病恢复期的调理上有独特的优势。

❑ 精神科

颈肩腰腿痛久治不愈可以去看看精神科。颈肩腰腿痛要去看精神科？很多人搞不懂。实际上，疼痛，尤其是慢性疼痛，本身就是一种与精神障碍（比如焦虑、抑郁、失眠、疲劳）关系密切的疾病，属于心身疾病。所以，对于一些久治不愈的颈肩腰腿痛，不妨去精神科看看，也许会有意想不到的效果。

医生会问什么问题

问诊是医师通过对患者或相关人员的系统询问获取病史资料，经过综合分析而做出临床判断的一种诊法。通过问诊可以了解疾病的发生、发展，诊治经过，既往健康状况和曾患疾病的情况，对诊断具有极其重要的意义。问诊也为随后对患者进行体格检查和各种诊断性检查的安排提供最重要的依据。一个具有深厚医学知识和丰富临床经验的医生，常常通过问诊就能对某些患者做出准确的诊断。如果忽视问诊，必然使病史资料残缺不全，病情了解不够详细准确，容易造成漏诊或误诊。对病情复杂而又缺乏典型症状和体征的病例，深入、细致的问诊则更为重要。

□ 问诊时，患者应做怎样的准备呢

● 怎样介绍你的病情

由于国情所限，目前绝大多数的医院和医生尚未实行门诊预约制。一般情况下，在门诊，一位医生平均半天就要接诊数十位患者，分配给每一位患者的时间非常有限。怎样在有限的时间内完整、简洁、精确地让医生了解你的病情呢？你需要在就诊前有所准备。在介绍你的病情时，要尽可能地客观、扼要、有条理，不要带有主观色彩，更不要自我诊断乃至治疗。比如有的患者一见到医生就说：我是腰椎间盘突出，我是坐骨神经痛，我是颈椎病，等等。有的患者一见到医生就要求做 CT 和MRI 或这样那样的昂贵检查。也有的患者甚至不愿听取医生的建议和指导，直接指挥医生开药。主观的臆测和轻率的判断容易误导医生的思考，耽误疾病的诊断，甚至可能造成不良的后果。这是广大患者应该引以为戒的。

● 怎样回答医生的问题

1. 有所准备　医生在门诊时常问哪些问题呢？一般有三个方面：

①一般病史和家族史及其他有关情况；②你目前脊柱存在不适的详细情况；③需要手术时，了解和手术有关的问题。

2. 完整而简洁　不要遗漏和你疾病有关的关键点，但一定要简洁明了，不要报流水账。

3. 如实相告　相信医生在听到如实提供的病情细节后会给你相关的帮助。医生会充分重视并尊重患者的隐私。此外，不要认为越夸大你的实际情况越能引起医生的重视，既不夸大也不淡化，实事求是才是正确可取的态度。

❒ 医生会问的一些问题

以脊柱不适为例，介绍一下医生会问的一些问题。

● 基本情况

包括：姓名、性别、年龄、籍贯、出生地、民族、婚姻、住址、工作单位、职业、入院日期、记录日期、病史陈述者及可靠程度等。若病史陈述者并非本人，则应注明其与患者的关系。记录年龄时应填写实足年龄，不以"儿"或"成"代替，因年龄本身亦具有诊断参考意义。

● 既往病史

1. 除脊柱疾患外，你是否患有慢性、反复发作的疾病和不适？如果有，是否接受过诊治？

2. 如果接受过治疗，你的用药情况：药名、疗程、剂型、剂量等。

3. 过去有没有药物和食物过敏或其他有关问题？

4. 是否饮酒。若有饮酒史，每日或每月的饮酒量，有无因酒瘾和药瘾接受过治疗？

5. 最近有没有体重的异常增加或减轻？

6. 接受过什么手术？疗效如何？有无并发症？

7. 有没有家族性的糖尿病、高血压病史，或肝、肺、肾、心、胃、肠、血液、骨、关节、肌肉疾病史，有无卒中或神经系统疾病史？

8. 有无颈肩痛、腰腿痛或其他脊柱疾病的家族或遗传病史？如果有，发作时的年龄及诊治情况。

● 目前脊柱不适的详细情况

1. 脊柱不适有多长时间了？

2. 主要有什么表现？如颈痛、腰痛、肩臂痛、臀部痛、腿痛等。

3. 什么时间开始发病？

4. 什么情况下症状加重或减轻？

5. 对疼痛进行正确描述，如锐痛、钝痛、热灼痛、电击样痛、麻痛、刺痛、跳痛等，这点非常重要。

6. 感觉疼痛的分布情况，如上肢或下肢、肢体的具体部位、颈肩部、腰腿部、左侧或右侧、白天或晚上及其他的比较情况。

7. 做过哪些诊断性检查？如X线、CT、磁共振、断层摄片、超声检查、同位素骨扫描、椎间盘造影。对脊柱的什么节段进行了上述检查？检查的结果如何？

8. 除脊柱以外，有没有做过心、肺、肝、肾、胃肠、骨组织等检查？

9. 为治疗脊柱不适，你曾用过什么药物？哪些有助于改善症状？哪些无效？

10. 做过什么保守治疗？如推拿、按摩、物理疗法等。保守治疗的具体部位、方法和结果？

11. 有没有做过注射治疗？如神经根封闭、关节突封闭、硬膜外注射等。注射治疗的具体地点、主治医生、有没有效果和其他反应等。

12. 有没有接受过手术？有没有接受过慢性疼痛的康复治疗？结果如何？

13. 你目前不能做哪些事，是否希望通过手术来改变这一状况？

□ 去医院问诊前大家可以参考下面的实事问诊案例

医生：您觉得哪里不舒服？

患者：我主要是腰痛，后来逐渐出现右腿痛。

医生：能告诉我具体部位吗？

患者：腰部，尤以右腰部明显，后来出现右大腿后面，到小腿后外侧及足部疼痛。

医生：这个病从什么时间开始的？

患者：大概有4年多了，但以前没有这么痛，后来疼痛越来越明显，尤其近1个月痛得很。

医生：能说一下当时的情况吗？

患者：当时没有什么特别的原因，就出现腰痛，我没有在意，以为累了，休息休息就好了。

医生：您能详细形容一下是怎么疼的吗？

患者：开始疼痛是间断的，后来呈持续的疼痛，酸酸胀胀的。

医生：你有没有找医生看过或到医院检查过？

患者：开始没有，只是自己在家休息，后来在我们当地医院看过，医生说是腰椎间盘突出症，做过牵引、针灸、理疗，也吃过药。

医生：效果怎么样，后来又发生过这种情况吗？

患者：经过治疗后有所好转，但后来经常发生。

医生：一般在什么时间发生？

患者：久坐或久站的时候明显些，累了更明显。

医生：除了腰腿痛，还有其他不舒服吗？

患者：没有。

医生：病情一直是这样的吗？有没有什么变化？

患者：4年来，病情时轻时重，大概1个月前加重了。

医生：请您说一下加重的表现。

患者：近一个月腰腿痛明显加重，尤其右腿疼痛明显，有时候出现右腿麻木，活动困难。

颈肩腰腿痛疾病比较复杂，门诊看病，医患结合非常重要，您说出了最痛苦的症状，医生再结合症状表现和详细的查体，以及必要的影像检查，最后明确诊断，选择合适有效的治疗方法，包括后期康复锻炼。

可能会遇到哪些检查项目

在医院看病时，很多人不理解医生开检查的目的。为什么已经查过血了医生还让去抽血，为什么已经拍过 X 线片了，还让去做 CT、磁共振等检查？各种检查在患者眼里看着相似，但其实并不是同一种检查。比如同样是要去抽血做化验，有的是查血常规，有的是查人类白细胞抗原 B27，查的内容不一样，反映的结果就不一样。比如外伤的患者拍 X 线片可以看有没有骨折，但看不了软组织有没有损伤，要想看肌肉、肌腱、筋膜、脂肪等软组织就需要磁共振成像检查。下面将介绍各种检查的特点，可以检查出哪些问题。

□ 放射科检查

● 磁共振成像检查（MRI）

磁共振成像检查在所有医学影像学手段中，软组织对比分辨率最高，它可以清楚地分辨肌肉、肌腱、筋膜、脂肪等软组织；区分膝关节的半月板、交叉韧带、关节软骨等，子宫的肌层，子宫内膜层；前列腺的肌肉层与腺体层；心脏的心内膜、心肌和在高信号脂肪衬托下的心外膜以及最外层的心包。具有任意方向直接切层的能力，而不必变动被检查者的体位，结合不同方向的切层，可全面显示被检查器官或组织的结构，观察无死角，可以直接做出横断面、矢状面、冠状面和各种斜面的体层图像，方便进行解剖结构或病变的立体追踪。磁共振成像检查属无创伤、无射线检查，离子化放射对脑组织无放射性损害，也无生物学损害。

磁共振成像的缺点：设备和检查费较昂贵。这在一定程度上限制了它的普及和应用。设备扫描时间较长是主要缺点。进行一个部位的检查，通常要半个小时以上，有时甚至需要 1~2 个小时，让患者难以耐受。机房内不能使用监护和抢救设备，不适于对急诊和危重患者进行检查。妊娠 3 个月之内的，体内有金属植入物或金属异物者慎用，安装有心脏起

就诊时的困难，您遇到过哪些

搏器的患者禁用。钙化灶内不含质子，不产生信号，故对钙化不敏感。小钙化灶由于容积效应不能显示，大的钙化灶表现为无信号区亦缺乏特异性。钙化在发现病变和定性诊断上有帮助，对钙化不"敏感亦为的缺点"。对肺部病变的检查及早期脑出血等病变的显示无优势。

● CT 检查

CT 检查对密度高的组织显像清晰，对于测量骨性结构之间的距离精确度高；能清晰地显示血管走向及血管病变，对肿瘤的检查灵敏度明显高于普通 X 线片。多排螺旋能进行三维成像，有助于立体显示组织和器官病变。

CT 检查缺点：扫描局限于技术员的专业水平及扫描层面间隔限制，不能整体地阅读检查部位的信息，导致有一定的漏诊率。拍摄动力位相极少运用于临床工作中，而且对软组织显像清晰度和分辨率不高。辐射对人体有危害，故而不适合孕妇及特殊人群使用。

● X 线片

X 线片检查是传统的影像学检查手段，是疾病初筛的首选检查方式。对于有移位骨折、有骨质改变的骨病、关节部位骨性病变、不透光异物存留、心肺器质性疾病、消化系统梗阻等疾病有很好的诊断价值。X 线片还能拍摄动力位相，能发现患者在改变体位时才感觉到不适的疾病。对于动力位片检查，目前在国内是极少能用磁共振替代 X 线片检查的。X 线片检查费用低廉，投照量小，适合绝大多数患者常规检查。

X 线片辐射对人体有危害，故而不适合孕妇及其他特殊人群的使用。组织显像不清晰，对比度差，细微结构无法辨认。

● 超声

超声的扫查可以连贯地、动态地观察脏器的运动和功能，可以追踪病变，显示立体变化，而不受其成像分层的限制。超声对实质性器官（肝、胰、脾、肾等）以外的脏器，能结合多普勒技术监测血液流量、方向，从而辨别脏器的受损性质与程度。例如医生通过心脏彩超，可直观地看到心脏内的各种结构及是否有异常。超声设备易于移动，没有创伤，对于行动不便的患者可在床边进行诊断。其价格低廉，是 CT 检查的 1/3，磁共振的 1/5。超声对人体没有辐射，对于特殊患者可以优先使用。

超声在清晰度、分辨率等方面，明显弱于 CT。超声对肠道等空腔器官病变易漏诊。气体对超声影响很大，患者容易受到患者肠气干扰等多方面因素影响检查结果。超声检查需要改变体位屏气等，对于骨折和不能配合的患者不适用。检查结果易受医师临床技能水平的影响。

❒ 常规心电图检查

● 普通心电图检查

普通心电图检查临床运用已有一百多年，技术成熟，成本低廉，普及面广。这种检查基本上能随到随做，十分快捷。疾病发作期间或持续性的异常心电信号，仅普通心电图就足以反映患者的心脏情况。但对不定时发生的情况多数显得"力不从心"，因为它收录到的仅为患者安静平卧时 1~2 分钟的心电信号，在非发作期易产生"漏"诊，也就是"命中率"有限。

● 动态心电图检查

动态心电图检查能连续记录到被检者日间和夜间时段的心电活动情况，虽然贵些，但信息量大，可以说几乎不会放过任何一次"偏差"的心电波，从而弥补普通心电图的不足，大大提高了对不定时发生的心慌心跳，尤其是一过性心慌心跳及短暂的胸闷心痛发作的检出率。

● 运动心电图检查

一般在运动中或运动后马上做运动心电图，以观察心肌有无缺血的现象。这是发现早期冠心病的一种有效检测方法。

❒ 临床血液学检验

● 血常规

血常规是最基本的血液检验。血液由液体和有形细胞两大部分组成，血常规检验的是血液的细胞部分。血液有三种不同功能的细胞——红细胞（俗称红血球）、白细胞（俗称白血球）、血小板。通过观察血细胞的数量变化及形态分布，判断疾病。血常规是医生诊断病情的常用辅助检查手段之一。

● 红细胞沉降率（血沉）

急性炎症、活动性结核、风湿病活动期、组织严重破坏、贫血、恶性肿瘤等病理性情况可使血沉增快。

● 血脂

血脂含量可以反映体内脂类代谢的情况。由于血浆胆固醇和甘油三酯水平的升高与动脉粥样硬化的发生有关，因此这两项成为血脂测定的重点项目。

● 人类白细胞抗原 B27

人类白细胞抗原 B27 是类风湿关节炎的标记物抗体，特异性高。对于早期类风湿关节炎或临床症状不典型的类风湿关节炎，具有诊断意义。所以，人类白细胞抗原 B27 是诊断类风湿关节炎的重要检测方法。人白血抗原 B27 与强直性脊柱炎也有密切的相关性。90% 的强直性脊柱炎患者的人类白细胞抗原 B27 是呈阳性反应，而正常人的阳性率只有 4%~7%，所以它也可以作为诊断强直性脊柱炎的重要检测手段。

● 风湿四项

抗溶血性链球菌"O"（ASO）、C 反应蛋白（CRP）、类风湿因子（RF）和红细胞沉降率（ESR）是风湿性疾病的基本检查项目。如果类风湿因子高于正常值，说明患类风湿关节炎的可能性较大，相关检查有待进一步完善。如果 C 反应蛋白和血沉值高于正常值，说明患者体内有炎症。如果抗溶血性链球菌"O"高于正常值，则说明有链球菌感染。

● 血尿酸

血尿酸增高见于痛风、急性或慢性肾小球肾炎、肾结核、肾盂积水、子痫、慢性白血病、红细胞增多症、摄入过多含核蛋白食物、尿毒症肾炎、肝脏疾患、氯仿和铅中毒、甲状腺功能减低、多发性骨髓瘤、白血病、妊娠反应红细胞增多症。血尿酸减低见于恶性贫血、Fanconi 综合征、使用阿司匹林、先天性黄嘌呤氧化酶和嘌呤核苷磷酸化酶缺乏等。

● 肝功能

肝功能检查可以帮助患者及早地发现和诊断某些疾病，判断是否患有急、慢性肝炎、酒精肝、药物性肝炎、脂肪肝、肝硬化及肝胆系统疾病等。

● 肾功能

肾功能检查用于急慢性肾炎、肾病、尿毒症、肾衰竭等疾病。

● 肿瘤标记物

肿瘤标记物在临床上主要用于对原发肿瘤的发现、肿瘤高危人群的筛选、良性和恶性肿瘤的鉴别诊断、肿瘤发展程度的判断、肿瘤治疗效果的观察和评价以及肿瘤复发和预后的预测等。

● 血糖

血糖升高常见于各种糖尿病、慢性胰腺炎、心肌梗死、甲状腺功能亢进。血糖降低常见于胰岛细胞瘤、糖代谢异常、严重肝病、垂体功能减退、肾上腺功能减退等。

● 尿常规

尿常规化验单上的指标包括酸碱度、尿比重、尿胆原、隐血、白细胞、尿蛋白、尿糖、胆红素、酮体、尿红细胞、尿液颜色等。白细胞升高提示尿路感染；红细胞升高可见于泌尿系肿瘤、感染、结石、肾小球肾炎等疾病；蛋白升高提示出现管型可能为肾小球肾炎、肾病综合征等疾病；胆红素增高提示肝炎、胆囊炎；尿糖增高提示糖尿病；尿胆原的升高，提示肝胆疾病导致的黄疸。

● 大便常规

大便常规一般包括粪便性状、幽门螺杆菌检测、粪便白细胞、粪便红细胞、粪便颜色、粪寄生虫卵、粪便隐血试验。可以了解消化道有无细菌、病毒及寄生虫感染，及早发现胃肠炎、肝病，还可作为消化道肿瘤的诊断筛查。

临床上常见的治疗方法，您见过哪些

颈肩腰腿痛发病原因复杂，症状多样，同一部位疼痛可能由多种疾病引起，同一种疾病也可能引起多个部位及多种症状的疼痛，因此诊断和治疗有一定难度。本类疾病的治疗应该在中医辨证、西医辨病的基础上，采用中西医结合方法综合治疗，同时重视康复及日常锻炼。

中医常用治疗方法

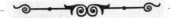

□ 中药治疗

● 汤剂

1. 独活寄生汤

【药方】独活9 g，桑寄生、杜仲、牛膝、细辛、秦艽、茯苓、肉桂、防风、川芎、人参、甘草、当归、芍药、干地黄各6 g。另据患者临床表现的症状不同，辨证予以方药加减：如疼痛剧烈者，酌加延胡索、徐长卿、乌药等；风湿偏重者，酌加豨莶草、木瓜、忍冬藤等；偏于肝肾亏虚证，加黄精、骨碎补等。

【用法】每日1剂，分2次温服。

【功效】祛风湿止痹痛，补肝肾益气血。

【来源】《备急千金要方》。

2. 黄芪桂枝五物汤

【药方】黄芪、桂枝、芍药、生姜、大枣。

【用法】水煎服，每日4剂。

【功效】补气养血，舒筋通络。

【来源】《金匮要略》。

● 胶囊剂

1. 颈复康颗粒

【药方】羌活、川芎、葛根、秦艽、威灵仙、苍术、丹参、白芍、地龙（酒炙）、红花、乳香（制）、黄芪、党参、地黄、石决明、煅花蕊石、关黄柏、炒王不留行、燀桃仁、没药（制）、土鳖虫（酒炙）。

【用法】60℃以下温开水冲服。一次1~2袋，一日2次。饭后服用。

【功效】活血通络，散风止痛。

【主治】用于风湿瘀阻所致的颈椎病，症见头晕、颈项僵硬、肩背酸痛、手臂麻木。

2. 颈腰康胶囊

【药方】制马钱子、伸筋草、香加皮、乳香（醋炒）、没药（醋炒）、红花、地龙、烫骨碎补、防己、牛膝。

【用法】饭后口服，一次3粒，一日3次；骨折疗程2个月；或遵医嘱。

【功效】舒筋通络，活血祛瘀，消肿止痛。

【主治】用于骨折瘀血肿胀疼痛，骨折恢复期，以及肾虚夹瘀所致痹痛（增生性脊柱炎、腰椎间盘脱出症）。

【注意事项】①请在医生指导下使用；②不宜超量、超疗程长期使用；③孕妇和哺乳期妇女禁用；④运动员慎用。

● 膏药

万通筋骨贴

【药方】川芎、川牛膝、白芷、延胡索、红花、肉桂、丁香、薄荷脑、冰片。

【用法】将皮肤洗净擦干，去掉防粘层，贴在痛处。一贴2~3天，

4 贴 12 天量。

【主治】缓解股骨头坏死、骨质增生、颈椎病、腰椎病、椎间盘突出、风湿性关节炎、强直性脊柱炎、肩周炎、跌打损伤、老年性骨关节病等引起的疼痛，促进其康复。

【适宜人群】适用于因风湿性关节炎、类风湿关节炎、肩周炎、颈椎病、腰肌劳损、骨质增生、跌打损伤、腰椎间盘突出等引起的疼痛及腰腿疼痛、坐骨神经痛。

【不适宜人群】对本品过敏者、孕妇、哺乳期妇女、婴幼儿。

【注意事项】①极少数皮肤过敏者慎用，如局部出现红肿、剧烈瘙痒者，请停用；②用贴部位皮肤破损者禁用；③放置在儿童不易触及处。

☐ 针灸疗法

针灸疗法是用针具或艾炷刺激穴位，激发机体的内在功能，达到止痛治病的目的。从中医角度来看，针灸疗法的作用是通经络、调气血、和阴阳；从西医学角度分析，它通过调节免疫和内分泌系统的功能而起作用。在临床中，中西药物配合针灸疗法可激发机体内源性生物活性物质的参与，起到主动的多层次的生理调节的作用。有研究表明，针灸可以诱发体内一系列类药理学过程，起到镇痛作用。

● 针刺疗法

针刺疗法是专门的医疗技术，需要熟悉穴位解剖知识，并经过实践，才能刺准穴位，施术自如。

1. 针刺前的准备

（1）针刺工具：最常用的是金属毫针，长短为 1.5 寸（40 mm）、2 寸（50 mm），粗细：28 号（直径 0.40 mm）、30 号（直径 0.30 mm）。最好选择一次性的，针尖圆而不钝，针身挺直，无卷毛、钩曲，光洁干净的针具。

（2）患者体位：根据病情及施针要求，为了便于施术者操作，令患者舒适，可以采取仰卧、俯卧、侧卧、仰靠坐、俯靠坐等体位。

（3）消毒：消毒包含针具的消毒、施术者双手的消毒、针刺穴位所在部位的消毒。施术者双手洗净，必须用75%酒精消毒，患者穴位部皮肤采用2.5%碘酒涂擦后，再用75%酒精脱碘。

2.针刺的方法　进针时需要两手密切配合，一般用右手持针操作，称"刺手"，左手爪切按压所刺部位或辅助针身，称"押手"。

（1）指切进针法：右手持一寸以下短针，拇、食、中指挟持针柄，左手拇指按压穴位，右手进针时用力，针尖快速刺入皮下，然后适当刺至所需深度。

（2）挟持进针法：用左手拇、食二指持捏消毒干棉球，夹住针身下端，将针尖固定在腧穴表面，右手捻动针柄，将针刺入穴位，适用于一寸半以上的长针。

（3）舒张进针法：以左手的拇、食二指将皮肤撑开，右手持针，从左手拇、食指的指间进针，主要用于皮肤皱褶或松弛部位。

（4）提捏进针法：以左手拇、食指将穴位处的皮肤捏起，右手持针在捏起部位进针，主要用于皮薄肉少部位，如扎印堂常用此法。

3.针刺的角度　角度是指进针时，针身与皮肤表面所构成的夹角，一般分直刺、斜刺、平刺，根据针刺部位是否肌肉丰厚和是否适宜深刺而定。

（1）直刺：将针身与皮肤表面垂直刺入，适用于四肢、臀部、腹部、腰部的穴位。

（2）斜刺：针身与皮肤表面呈30°~60°刺入，适用于肌肉较薄处以及有重要脏器的部位，如背部的穴位。

（3）平刺：又称横刺，针身与皮肤表面呈10°~20°沿皮刺入，适用于皮肉浅薄处的穴位，如头顶、胸部的穴位。

4.针刺的深度　针刺的深度要看病情、体质、年龄、部位等来选择，深度以既有针感又不伤及重要脏器为原则。

5.针刺的基本手法

（1）提插法：进针后，针身在皮下或肌肉内进行上下进退，由浅入深为插；由深出浅为提。指力要均匀，用力须适当。

（2）捻转法：进针一定深度后，右手拇、食、中三指执针柄，前后交替转动。捻转幅度为180°~360°，不可单向捻转，否则针身缠绕肌纤维，引起患者剧痛或出现滞针。

6. 留针和出针

（1）留针：留针与否和留针时间的长短依病情而定。时间一般为15分钟~1小时。留针期间要间歇地进行捻针，以加强针感，增强疗效。

（2）出针：出针时，先用左手轻按针旁皮肤，右手持针，缓慢退至皮下，然后迅速出针，出针后用消毒棉球压迫针孔片刻，以防出血，最后检查针数，防止遗漏。

7. 针感和刺激的强度

（1）针感：针感的全称是针刺感应，临床上称为"得气"。定义为机体接受针刺时局部出现的感觉。常见的针感有酸、胀、重、麻、触电感，当然，也有抽动感、蚁行感、热感、凉感等。

（2）刺激的强度：指治疗时给予刺激的强弱程度。通常分强、中、弱三种，是通过患者对针感的强弱反应来衡量的。一般机体的反应与刺激的强弱成正比。患者的反应还与体质强弱、敏感程度、穴位选取及疾病种类等因素有关。

1）强刺激是用较大幅度或较快频率的提插、捻转。患者针感较强，向四周扩散。适用于体质较强，耐受程度较好的人，常用于四肢穴位，治疗急性疼痛、痉挛、瘫痪等。

2）弱刺激是以小幅度和慢频率的提插、捻转，以得气为度的手法。患者针感轻微。适用于体质较弱，耐受程度较差，有晕针或初诊精神紧张者。

3）中刺激是用介于强刺激与弱刺激手法之间的提插、捻转幅度和频率。患者针感中等，有时也可向附近扩散。一般患者和疾病都适用。

8. 针刺的注意事项

（1）极度疲劳，过饱、过饥、酒醉、大汗淋漓、情绪不稳，或妇女经期忌针刺。

（2）体质虚弱者刺激不宜过强，尽量采取卧位。

（3）针具洁净、完整，全程无菌操作，防止感染。

（4）针灸留针时应闭目养神，看书、看报、看手机、聊天等会降低针灸的疗效。

附：银质针疗法

在中医学宝库中，古代治疗椎管外软组织损害性疼痛所应用的针灸针，按制作材料不同分类，共有九种之多，而银质针是其中之一。由于当今流行的不锈钢制细针（即上面所述传统毫针）也常称银针，为了不使两者相互混淆，故有学者把真正用银制作的针灸针称作银质针。银质针在脊源性疾病治疗过程中，有其独特的疗效。

· 灸法

灸法古称"灸焫"，又称艾灸，指以艾绒为主要材料，点燃后直接或间接熏灼体表穴位的一种治疗方法。该法有温经通络、升阳举陷、行气活血、祛寒逐湿、消肿散结、回阳救逆等作用，并可用于保健。常用几种灸法。

1. 艾炷灸　艾炷是由艾绒制成的圆锥形小体，常用的艾炷小者如麦粒，中等者如半枣核，大者高 1~1.5 厘米，炷底直径 0.8 厘米。燃烧一个艾炷，叫作一壮。艾炷灸又分直接灸与间接灸两类。

（1）直接灸：是将大小适宜的艾炷，直接放在皮肤上施灸。若施灸时需将皮肤烧伤化脓，愈后留有瘢痕者，称为瘢痕灸。若不使皮肤烧伤化脓，不留瘢痕者，称为无瘢痕灸。

1）瘢痕灸又名化脓灸，施灸时先将所灸腧穴部位涂以少量的大蒜汁，以增加黏附和刺激作用，然后将大小适宜的艾炷置于腧穴上，用火点燃艾炷施灸。每壮艾炷必须燃尽，除去灰烬后，方可继续易炷再灸，待规定壮数灸完为止。施灸时由于火烧灼皮肤，可产生剧痛，此时可用手在施灸腧穴周围轻轻拍打，借以缓解疼痛。正常情况下，灸后 1 周左右，施灸部位化脓形成灸疮，5~6 周灸疮自行痊愈，结痂脱落后留下瘢痕。

2）无瘢痕灸又称非化脓灸，施灸时先在所灸腧穴部位涂少量的凡士林，以使艾炷便于黏附，然后将大小适宜的艾炷，置于腧穴上点燃施灸，当灸炷燃剩五分之二或四分之一而患者感到微有灼痛时，即可易炷再灸。若用麦粒大的艾炷施灸，当患者感到有灼痛时，医者可用镊子柄将艾炷熄灭，然后继续易位再灸，按规定壮数灸完为止。一般应灸至局部皮肤红晕而不起疱为度。因其皮肤无灼伤，故灸后不化脓，不留瘢痕。

（2）间接灸：根据灸时衬隔的物品不同，可分多种灸法，常用的有以下几种。

1）隔姜灸：用鲜姜切成直径 2~3 厘米、厚 0.2~0.3 厘米的薄片，中间以针刺数孔，然后将姜片置于应灸的腧穴部位或患处，再将艾炷放在姜片上点燃施灸。当艾炷燃尽，再易炷施灸。灸完所规定的壮数，以使皮肤红润而不起疱为度。

2）隔蒜灸：用鲜大蒜头，切成厚 0.2~0.3 厘米的薄片，中间以针刺数孔，然后置于应灸腧穴或患处，然后将艾炷放在蒜片上，点燃施灸。待艾炷燃尽，易炷再灸，直至灸完规定的壮数。

3）隔盐灸：用纯净的食盐填敷于脐部，或于盐上再置一薄姜片，上置大艾炷施灸。具有回阳救逆的作用，因此一般灸至症状缓解为止。

2. 艾卷灸（悬灸）　是用纸包裹艾绒成圆柱形的艾条，将点燃端对准穴位熏烤或热熨的一种方法。其用法简便，便于掌握热度的强弱及灸时的长短，故目前临床常采用此法。艾条内可加入药物，加强作用，如太乙神针灸条等。根据操作方法不同可分为：

（1）温和灸：先将艾条的一端点燃，对准应灸的腧穴部位或患处，距皮肤 2~3 厘米进行熏烤。熏烤使患者局部有温热感而无灼痛为宜，一般每处灸 5~7 分钟，至皮肤红晕为度。对于昏厥、局部知觉迟钝的患者，医者可将中、食二指分开，置于施灸部位的两侧，这样可以通过医者手指的感觉来测知患者局部的受热程度，以便随时调节施灸的距离和防止烫伤。

（2）回旋灸：将点燃的灸条在皮肤上进行往复回旋的熏灸。

（3）雀啄灸：艾条点燃的一端与施灸部位的皮肤并不固定在一定距离，而是像鸟雀啄食一样，一上一下活动地施灸。另外也可均匀地做上、下或向左、右方向移动或做反复地旋转施灸。

3.温针灸 是针刺与艾灸结合应用的一种方法，适用于既需要留针而又适宜用艾灸的病症。操作时，将针刺入腧穴得气后，并给予适当补泻手法而留针，继将纯净细软的艾绒捏在针尾上，或用长约2厘米的艾条一段，插在针柄上，点燃施灸。待艾绒或艾条烧完后，除去灰烬，出针。

［注意事项］

1.实热证或阴虚发热、邪热内炽等证，如高热、高血压危象、肺结核晚期、大量咯血、呕吐、严重贫血、急性传染性疾病、皮肤痈疽疮疖并有发热等者，均不宜使用艾灸疗法。

2.颜面部、颈部及大血管走行的体表区域、黏膜附近，均不得施灸。

3.空腹、过饱、极度疲劳者应谨慎施灸。

4.灸疗时嘱患者不要移动体位，做好防护措施，以防艾火掉下，烧伤皮肤及衣褥。

❏ 拔罐疗法

拔罐疗法又称吸筒疗法、角法，是中医学宝贵遗产之一。它有着悠久的历史，晋代葛洪的《肘后备急方》中即有角法的记载。拔罐疗法是用罐具通过吸拔病变部位或特定经络、穴位，将充斥于体表的病灶及经络、穴位乃至深层组织器官内的风寒、瘀血、热毒、脓血等，经过在皮肤上的吸拔，排出体外，使邪出正复，经络气血得以舒畅。这种良性刺激能引起局部和全身反应，从而提高机体功能，充分发挥经气的作用，扶持正气，调节阴阳平衡，加强祛除病邪之力，疏通经络，开达抑遏，宣通气血，活血散瘀，消肿止痛，除湿逐寒，协调脏腑，促进病体康复。有研究认为，拔罐疗法具有机械刺激、温热效应、解毒和生物作用。治疗时，罐内形成负压使局部毛细血管充血、扩张，甚至破裂，使表皮紫黑，随即产生一种类组胺物质，随体液周流全身，刺激各个器官，增强其功能活动，提高机体的抵抗力。同时，机械刺激可通过皮肤感受器的反射途径传到中枢神经系统，调节其兴奋与抑制过程。

[主要操作方法]

1. 物品准备　治疗盘、火罐、止血钳、95%酒精棉球、火柴、小口瓶等。

2. 备齐物品后，携至床旁，核对医嘱。

3. 遵医嘱选择拔罐部位。

4. 点燃的火焰在火罐内转动，使其罐内形成负压后迅速扣至已选择的拔罐部位上，待火罐稳定后方可离开，防止火罐脱落，适时留罐。

5. 拔罐过程中要随时观察火罐吸附情况和皮肤颜色。

6. 操作完毕，协助患者穿衣，整理床单位，安排舒适体位。

7. 清理用物，做好护理记录并签名。

[适应证与禁忌证]

1. 适应证　拔罐疗法适用于颈椎关节痛、肩关节及肩胛痛、肘关节痛、腰椎痛。

2. 禁忌证　有下列情况之一者，应禁用或慎用拔罐疗法。

（1）凝血机制异常，有自发性出血倾向或损伤后出血不止的患者，不宜使用拔罐疗法，如血友病、紫癜、白血病等。

（2）皮肤严重过敏或皮肤患有疥疮等传染性疾病者，不宜拔罐。

（3）恶性皮肤肿瘤患者或局部破损溃烂、外伤骨折、静脉曲张、体表大血管处、皮肤丧失弹性者，局部皮肤不宜拔罐。

（4）妊娠期妇女的腹部、腰骶部及乳部不宜拔罐，拔其他部位时，手法也应轻柔。妇女经期不宜拔罐。

（5）肺结核活动期。

（6）重度心脏病、心力衰竭、呼吸衰竭及严重水肿的患者不宜拔罐。

（7）五官部位、前后二阴部位不宜拔罐。

（8）重度神经质、全身抽搐痉挛、狂躁不安、不合作者，不宜拔罐。

（9）醉酒、过饥、过饱、过渴、过劳者，慎用拔罐。

[注意事项]

1. 拔罐时应采取合理体位，选择肌肉较厚的部位。骨骼凹凸不平和毛发较多处不宜拔罐。

2. 操作前一定要检查罐口周围是否光滑，有无裂痕。

3. 防止烫伤。拔罐时动作要稳、准、快，起罐时切勿强拉。

4. 使用过的火罐，均应消毒后备用。

5. 起罐后，如局部出现小水疱，不必处理，可自行吸收。

6. 如水疱较大，消毒局部皮肤后，用注射器吸出液体，覆盖消毒敷料。

❏ 注射疗法

注射疗法又称穴位注射疗法，是近现代医学常用的药物注射法与中医学的腧穴、经络理论相结合而产生的一种全新疗法。它可将针刺刺激和药物的性能及对穴位的渗透作用相结合，发挥综合效应，故对某些疾病有特殊的疗效。穴位注射法的适应范围很广，凡是针灸治疗的适应证大部分均可采用本法，如痹证、腰腿痛等。因注射用的药物绝大多数为液体，故又称"水针疗法"。由于应用的药液剂量通常比常规剂量小，故又称"小剂量药物穴位注射"。如采用麻醉性药物（如 1% 利多卡因等）进行阻断性注射，则称"穴位封闭疗法"。

根据所患疾病的不同，按照穴位的治疗作用与药物的药理作用，选用相应的经穴及药物，将药液注入穴位，以充分发挥经穴和药物对疾病与人体的综合效应，进而达到防治疾病的目的。这一疗法具备"操作简便、适用范围广、见效快、疗效高、安全可靠"的临床特点，因而被社会所接受。

[主要操作方法]

1. 针具　消毒的注射器和针头，可根据需要选用不同型号。

2. 穴位选择　根据病情选择有效主治穴位。选择肌肉较丰满处的穴位，也可选择阿是穴，或触诊时触到的结节、条索状的阳性反应点。

3. 注射剂量　应根据药物说明书规定的剂量，不能过量。做小剂量注射时，可用原药物剂量的 1/5~1/2。一般以穴位部位来分，耳部可注射 0.1 mL，头面部可注射 0.3~0.5 mL，四肢可注射 1~2 mL，胸背部可注射 0.5~1 mL，腰臀部可注射 2~5 mL。

4. 操作　首先使患者取舒适体位，选择适宜的消毒注射器和针头，抽取适量的药液，穴位局部消毒后，右手持注射器，对准穴位（或阳性反应点）、快速刺入皮下，然后缓慢进针，得气后回抽无血，即可将药液注入。

5. 疗程　急症患者每日 1~2 次，慢性病一般每日或隔日 1 次，6~10 次为 1 个疗程。反应强烈者，可隔 2~3 日 1 次，穴位可左右交替使用。每个疗程间可休息 3~5 日。

［适应证］

注射疗法适用于各种腰腿痛、肩背痛、关节痛及软组织损伤、挫伤，如坐骨神经痛、肩关节周围炎、良性关节炎等。

［注意事项］

1. 治疗时应对患者说明治疗特点和注射后的正常反应。如注射后局部可能有酸胀感、48 小时内局部有轻度不适，有时持续时间较长，但一般不超过 1 日。

2. 严格消毒，防止感染，如注射后局部红肿、发热等，应及时处理。

3. 注意药物的性能、药理作用、剂量、配伍禁忌、副作用、过敏反应，以及药物的有效期，药液有无沉淀变质等情况。凡能引起过敏反应的药物，如青霉素、链霉素、普鲁卡因等，必须先做皮试，阳性反应者不可应用。副作用较强的药物，使用亦当谨慎。

4. 一般药液不宜注入关节腔、脊髓腔和血管内，否则会导致不良后果。此外，应注意避开神经干，以免损伤神经。

5. 孕妇的下腹部、腰骶部和三阴交、合谷穴等，不宜用穴位注射法，以免引起流产。年老、体弱者，选穴宜少，药液剂量应酌减。

❑ 枝川疗法

枝川疗法（Naosan 疗法）是日本枝川直义在我国脏腑医学和针灸学基础上建立的一种新疗法，是一种通过在患者体表骨骼肌的"肌硬结"内浸润性注射肾上腺皮质激素稀释液来治疗多种躯体与心身疾病的独特方法。根据中医学相关理论，采用低浓度激素，在相应的穴位、硬结部位注射，达到镇痛目的。其适应范围广，是解除患者疼痛的一种治疗手段。

[主要操作步骤]

1.问诊 询问患者何时发病、疼痛的具体部位等。

2.指压诊 以患者陈述部位为中心，在相应脊神经支配肌处，用食、中指或拇指用力下按皮肤直至，肌肉深层，通过指尖的感觉和患者对指压诊的反应，能清楚了解肌硬节的程度和范围。操作时应将压诊部肌肉处于最紧张或伸张的体位。例如腹肌部指压可取仰卧、头向前倾斜的体位。

3.注射药液 生理盐水 10 mL 含地塞米松 0.3 mg 的溶液。大范围部用此溶液 20~30 mL，小范围部（颈肌、腱鞘、关节周围等）则用此溶液 10 mL。每日总量按氢化可的松每日生理性分泌量 20 mg 为度，地塞米松 0.6~0.8 mg。根据病情每周 1~2 次。对难治的病例，应循序渐进地治疗，超过每日 2 mg，但无任何副作用。水溶性类固醇类药较混浊性乳剂刺激小，无化脓之虑。注射点不应只限于一处，而应广泛浸润。一般不用麻醉药，注射针和皮肤要成 30° 并与肌肉纤维平行刺入，边进针边注药，从一点向 2~3 个方向注入。不同的症状选择不同的注射部位。

[适应证与禁忌证]

1.适应证

（1）无病名的疾病：根据主诉症状能确定引起该症状的疾病，则能叫出病名，但如查不出病变，便成了有症状而叫不出病名的疾病，则视为无病名的疾病。无病名的疾病是枝川疗法较好的适应证。

（2）综合征：其病因并非十分清楚，对其他疗法虽有效但效果不佳者。

（3）久治不愈的迁延性疾病：如慢性结肠炎、面肌痉挛、复杂型颈椎病、顽固性呃逆等。

（4）各种慢性疼痛：如运动损伤、神经衰弱、慢性疲劳综合征、亚健康状态和疑难杂症等。

（5）器质性病变：对器质性病变，只能作为一种辅助治疗。

2. 禁忌证

（1）诊断不明确或因外科疾病引发的疼痛。

（2）有精神病史、药物过敏史者。

（3）伴有糖尿病、严重心血管疾病、免疫性疾病等。

［注意事项］

1. 了解注射部位，勿损伤血管、神经和胸、腹膜。

2. 同一部位进针，向三个方向推进，缓慢注药，应掌握进针深度，注药后行局部按摩，使肌硬节被充分浸润。

3. 对初次接受后项肌内注射者，治疗后可能会感头晕，但休息片刻即可好转。

4. 第 1~2 次注射后，可能会在注射当晚出现兴奋、失眠现象，但翌日便感觉良好。也有注射后自诉倦怠、乏力者，一般注射 2~3 次后以上症状即消失。

5. 治疗过程中，常看到一些患者开始疗效好，后来进展不大，但只要坚持不懈地治疗，并注意心理方面的因素，最终会取得较好的效果。

❑ 针刀疗法

针刀疗法是在中国古代九针的基础上，结合现代医学外科用手术刀而发展形成的，是与软组织松解手术有机结合的产物。针刀疗法已有几十年的历史，近几年有进一步发展的趋势，在小针刀疗法创始人朱汉章教授的启发下，相继出现了药针刀疗法、水针刀疗法等，逐渐形成了一种新的针刀医学理论体系。在实践上，它把针灸针与外科手术刀的两种长处融为一体，形成了一套独特的诊疗技术，显著地提高了对慢性软组织损伤、骨质增生、慢性关节疾患等的治疗效果。在理论上，他提出了人体动态失衡以及通过针刀治疗而恢复平衡的理论，在病因学和治疗学方面，为中医学的阴阳学说赋予了一部分现代科学的内涵。

［主要操作步骤］

针刀疗法操作的特点是在治疗部位刺入深部到病变处，进行轻松的切割、剥离等不同的刺激，以达到止痛祛病的目的。

1. 体位的选择以医生操作时方便、患者被治疗时自我感觉体位舒适为原则。如在颈部治疗，多采用俯卧位；头部可根据病位选择仰头位或低头位。

2. 在选好体位及选好治疗点后，局部无菌消毒，即先用碘酒消毒，再用酒精脱碘。

3. 医生戴无菌手套，最后确认进针部位，并做以标记。对于身体大关节部位或操作较复杂的部位可敷无菌洞巾，以防止操作过程中的污染。

4. 为减轻局部操作时引起的疼痛，可做局部麻醉，阻断神经痛觉传导。

［适应证与禁忌证］

1. 适应证　从目前针刀临床应用来看，以下 9 大类疾病是针刀治疗的主要适应证。

（1）各种慢性软组织损伤性疾病，如肩周炎、网球肘、肩胛提肌损伤、冈上肌损伤、菱形肌损伤、第三腰椎横突综合征、臀中肌损伤、梨状肌损伤、坐骨结节滑囊炎、陈旧性踝关节扭伤、足跟痛等。

（2）关节疾病，如膝关节骨性关节炎、股骨头无菌性坏死（早期）、脊柱关节病、类风湿关节炎等。

（3）神经卡压综合征，如枕大神经卡压综合征、肩胛上神经卡压综合征、腕管综合征、臀上皮神经卡压综合征、股外侧皮神经炎等。

（4）脊柱疾病，如颈椎病、腰椎间盘突出症、脊柱侧弯等。

（5）脊柱相关疾病，一些临床表现类似内科或妇科疾病，但实际发病原因在于脊柱结构失调的疾患，如眩晕、高血压、冠心病、哮喘、痛经、月经不调等。

（6）脑瘫、先天性斜颈等儿科疾病。

（7）鸡眼、胼胝、带状疱疹后遗神经痛等皮肤科疾病。

（8）耳鸣、慢性鼻炎、过敏性鼻炎等五官科疾病。

2. 禁忌证

（1）一切严重内脏病的发作期。此时患者应积极进行内科治疗，待病情稳定后再择期针刀治疗。

（2）施术局部有难以避开的重要血管、神经和脏器。

（3）全身发热、感染的患者。

（4）严重心脏病的发作期。

（5）有出血倾向及凝血功能障碍者。

（6）畏惧针刀治疗勉强接受针刀治疗有可能会出现晕针等现象者。

（7）体质虚弱、高血压、糖尿病、冠心病和晚期肿瘤患者，慎用小针刀。

［注意事项］

1. 由于小针刀疗法是在非直视下进行的操作治疗，如果医生对人体解剖特别是局部解剖不熟悉，手法不当，容易造成损伤。因此医生必须做到熟悉刺激穴位深部的解剖知识，以提高操作的准确性和提高疗效。

2. 选穴一定要准确，即选择阿是穴作为治疗点的，一定要找准痛点的中心进针，进针时保持垂直（非痛点取穴可以灵活选择进针方式），如偏斜进针易在深部错离病变部位，损伤非病变组织。

3. 注意无菌操作，特别是做深部治疗时，重要关节如膝、髋、肘、颈等部位的关节深处切割时尤当注意。可在局部盖无菌洞巾，或在无菌手术室内进行。对于身体的其他部位，只要注意无菌操作便可。

4. 小针刀进针法要速而捷，这样可以减轻进针带来的疼痛。在深部进行铲剥、横剥、纵剥等法剥离操作时，手法宜轻，不然会加重疼痛，甚或损伤周围的组织。在关节处做纵向切剥时，注意不要损伤或切断韧带、肌腱等。

5. 术后对某些创伤不太重的治疗点可以做局部按摩，以促进血液循环和防止术后出血粘连。

6. 对于部分病例短期疗效很好，1~2个月后或更长时间后，疼痛复发，又恢复原来的疾病状态，尤其是负荷较大的部位，如膝关节、肩肘关节、腰部等极易复发。复发的因素有：患者的生活习惯、走路姿势、工作姿势等造成复发；手术解除了局部粘连，但术后创面因缺乏局部运动而又造成粘连；局部再次遭受风、寒、湿邪的侵袭。

☐ 钩针疗法

钩针疗法是以中医理论为指导，用钩针通过手法操作于人体腧穴防治疾病的一种特种针法。钩针因其针头带有一定弯曲度，而被称为"钩针"。利用特殊的钩针针尖钩治病变组织和筋膜，使其减压、减张，治疗后使局部组织活动自如，则称为"钩活术"。这是魏玉锁根据新九针经验，结合自己的临床实践总结出的治疗颈腰椎病痛的新方法。

钩针疗法及"钩活术"治疗脊源性疾病。由于其针头有特殊的钩样型，可进行深部按摩、局部分离、松解粘连、剥离瘢痕、缓解或解除肌肉痉挛等治疗，从而改善病变组织及其周围组织的血液、淋巴循环，降低局部致痛物质浓度，消除局部无菌性炎症和水肿，恢复脊柱的力学平衡。

［主要操作步骤］

1. 选穴原则 "以痛为腧"和针刺经络穴位处的反应物、反应点，如皮下结节、压痛点等。痹证患者多在疼痛局部取穴钩割。如肩周炎针肩髎、肩贞，腰肌劳损多取肾俞、腰阳关、阿是穴等。

2. 操作步骤 患者体位要舒适，充分暴露被治疗的部位。常规无菌消毒针具和针刺穴位，医生要消毒手指或戴无菌手套。针刺时，医生右手拇、食、中指握紧针身，留出所钩割的（刺入的）长度，左手食、中指紧压穴位上下，露出欲针刺的穴位，迅速将钩针刺入皮下组织后，再加压进针直达病所，稍停片刻，在钩割的组织内先轻轻弹拨，然后再有节律地进行牵拉纤维、上下钩割 3~4 次，此时可听到割断皮下结缔组织纤维的嚓嚓声。也可根据病情在病所周围大幅度地进行分离性松解 3~5 次，以局部有发热、松快感为度。

施术完毕后速出针，瘀血明显者或欲排出瘀血者，可在出针处拔罐，以促进邪气的排出。用干棉球擦去污血，压迫一定时间，或以无菌纱布压敷，以防深部继续出血。隔日 1 次，10 次为 1 个疗程。

[适应证与禁忌证]

1. 适应证　临床使用钩针治疗热毒所致实热证、外感风热、湿热内蕴、疮疡疖肿、痈肿、丹毒、痄腮、喉痹、睑腺炎（麦粒肿）、口疮、乳痈、中耳炎及急性菌痢等。钩针治疗对实热邪盛的顽固性高热患者最适宜。钩针疗法亦具有醒脑开窍、行气解郁的作用，适用于颈椎病、肩周炎、肱二头肌腱炎、腰椎间盘突出症、颈腰椎骨质增生、腰椎手术失败综合征。

2. 禁忌证

（1）局部皮肤红、肿、热、痛、有感染者，赘生物或瘢痕等较大，不能避开者。

（2）颈腰部畸形影响定位者。

（3）其他疾病在发展或治疗过程中，如冠心病心绞痛发作期、心脏病重度房室传导阻滞、肝肾功能不全、中央型髓核突出、肿瘤、糖尿病、心脑血管病、血液病患者等。

[注意事项]

1. 过敏反应　不宜选择普鲁卡因作为麻药，应用 1% 利多卡因。在局麻过程中尽量避开血管，注意回抽时无回血再注射，防止将麻药注入血管中。部分患者局麻后，有"醉酒样"感觉，头晕、眼发黑甚至不能行走等症状,嘱患者卧床,闭眼休息15~20分钟。此麻药禁用于心脏病Ⅱ、Ⅲ度房室传导阻滞。

2.钩提深度 必须掌握钩针针尖在颈椎横突后结节和腰椎横突的后方,超过横突后结节为禁区,需要调整深度再钩。如钩治过程中有一种"钩骨"的感觉,则钩到了后结节或腰横突,应停止钩治,原路退出,观察2分钟再钩,以防意外发生。

3.钩提程度 钩治3~5次不等,以局部组织韧带、肌肉钩松为标准,感觉此路通顺为度。在每次钩治术中,术者感觉钩着一种"东西"(不是钩骨的感觉)时必须缓慢用力,同时询问患者有无窜麻、胀痛、窜痛等感觉,若无神经血管症状再向上提拉。如有神经放射症状,则提示钩着了神经,必须原位松开再原路退出。稍调整上下位置后再钩治或停止,一定注意手下的感觉及患者的反应。

⬚ 熏蒸疗法

熏蒸疗法属于中医常用的外治法之一,是中医药学的重要组成部分。它以中医学基本理论为指导,选用苗族民间中草药,用煮沸后产生的气雾进行熏蒸,借药力、热力直接作用于所熏部位,具有扩张局部血管、促进血液循环、温通血脉、祛毒杀菌、止痒、清洁伤口、消肿止痛,最后达到治病、防病、保健、美容的目的。

● 中药熏蒸仪

[操作方法]

将辨证分型所选择的中草药放在中药熏蒸仪(汽疗仪)汽化器内,然后加入适量的水,关上器盖并设置治疗所需的时间和温度。打开开关,达到100℃后使药物产生含药的蒸汽。该含药雾化蒸汽通过蒸汽管路进入治疗舱,使治疗舱的温度达到设定的治疗温度。患者仰卧(如使用局部汽疗仪,则将其疼痛部位暴露于治疗舱口),含药蒸汽作用于疼痛部位,发挥作用。治疗时间和温度可以根据患者耐受能力及体质调节设定好,在治疗的过程中也可以随时调整。一般温度的设定控制在40~45℃,1

天 1 次，1 次 25~30 分钟，持续治疗 5 次，间隔 2 天，30 天为 1 个疗程。

[注意事项]

1. 熏蒸中药配方应合理使用。

2. 严格执行操作程序，专人看护。熏蒸期间常询问患者感受，观察患者脸色。若脸色通红，大汗为正常；面色苍白，虚汗应立即停止。

3. 熏蒸前，将中草药松软装入脱脂纱布袋，浸泡 2~4 小时，防止药渣沸出后堵塞汽道。

4. 患者入舱前饮水，以不引起憋尿为好。出舱后斟补饮水，避免冰冷饮料。

5. 舱内温度 40~45℃为宜，时间在 30 分钟左右，发汗持续时间要视具体情况而定。体壮者大汗即可，体弱者小汗，不可过度。通常每疗程前 3 次出汗较多，以后渐少也属正常。

6. 注意季节差异，冬季出舱后室温应在 27~29℃，逐渐降到大约 25℃，休息 15~20 分钟，衣帽穿戴厚实，预防风寒侵袭。

[评价]

以临床常用的 JS-809 型中药熏蒸汽疗机为例。此机器易学易操作，温度和时间可调，不受季节、条件、环境的限制，安全可靠，无痛苦，无不良反应，药物通过皮肤吸收，有面积大、作用直接的优点。而且药物吸收不经过消化道，避免了药物在肝脏的首过效应，并可持续控制给药速度。临床上，可以根据患者的耐受程度，适当延长或减少中药汽疗的时间和次数。中药汽疗仪汽化透皮法外治颈肩腰背痛，是传统中医外治法的具体应用，具有独特的优势，疗效肯定，是治疗颈肩腰背痛的一种无创伤，作用直接，安全简便的治疗方法。

● 简易熏蒸疗法

简易的药物熏蒸疗法是一种通过煎药产生的蒸汽来治疗疾病的方法。其疗效主要来自温热作用和药物作用。由于此法简单易行，在民间广为流传。

［操作方法］

1. 熏气法　先把所配药物放入砂锅或药罐内煮沸，煮沸时间根据药物多少和浓度而定，通常 10 分钟。在治疗过程中，打开锅盖，使治疗部位对准上腾的药物蒸汽，距离为 10~20 厘米，温度适宜，防止烫伤。可做各种形式的支持木架，以方便治疗，并使患者保持舒适的体位。如熏腰部，在木板床上开一小窗，患者仰卧于床上，将药罐放在床下，蒸汽通过小窗熏向患者腰部。如用木质硬板床和电饭煲结合熏蒸的方法治疗腰椎间盘突出疗效良好。在木质硬板床腰部的适当位置挖孔，孔周用竹篾封齐，床底放一电饭煲，煲内放置不同的中药，使中药完全浸泡于水中，控制熏蒸温度，利用蒸汽熏蒸患者腰部。以上治疗每日 1~2 次，每次 20~30 分钟，10~15 次为一个疗程。

2. 喷熏法　使用雾化吸入器或自制的小型蒸汽发生器。药物煎煮后，将滤液放入蒸汽发生器内，加热以喷出药物蒸汽。然后，将喷头直接对准患部体表或咽喉等部位。此法用于治疗小部位，每次 20 分钟，每日 1~2 次，10 次为一个疗程。

［适应证］

急慢性风湿性腰腿痛、良性关节痛、急慢性关节扭伤、坐骨神经痛、小儿脱肛、外阴炎、痔疮、盆腔炎、扁桃体炎、副鼻窦炎、支气管炎等。

［注意事项］

1. 熏蒸治疗时的距离，根据药物的温度变化调整，避免因蒸汽过热而灼伤。熏后，药液可浸入患处，提高疗效。

2. 月经期、妊娠期妇女禁用腰部熏蒸，活动性肺结核禁用背部疗法。

3. 急性挫伤有出血倾向者，不宜用此法。

西医常用治疗方法

❏ 理疗

物理因子疗法简称理疗，是一种利用物理因子预防和治疗疾病的方法。在脊源性疾病治疗中，理疗为常用治疗方法之一。常用的理疗方法如下。

● 低频电疗法

低频电疗法是应用低频脉冲电流刺激神经或肌肉使其收缩，以恢复其运动功能的方法。这种方法主要用以刺激失神经肌、痉挛肌和平滑肌，亦可用于治疗失用性肌萎缩。神经肌肉电刺激疗法（NMES）是用于改善中枢神经系统功能缺损和重塑周围神经功能的治疗技术。主要适用于急慢性疼痛、短期疼痛、周围循环障碍、长期疼痛，亦可用于小手术及致痛性操作过程中加强镇痛效果。

● 间动电疗法

间动电流是将 50 Hz 正弦交流电经过半波或全波整流后，叠加在直流电基础上所形成的脉冲电流。用间动电流治疗疾病的方法，叫作间动电疗。间动电流的止痛作用较明显，其止痛作用可能与掩盖效应及消除神经组织水肿有关。作用最显著的是间升波，其次为疏密波。间动电流可引起血管扩张，有明显的促进血液循环作用，降低交感神经的兴奋性，治疗后皮肤发红、充血、皮温升高。间动电流还可刺激神经、肌肉，引起肌肉收缩。临床上常用断续波和起伏波进行神经肌肉电刺激治疗。

● 经皮神经电刺激疗法（TENS 疗法）

经皮神经电刺激疗法是通过皮肤将特定的低频脉冲电流输至人体的痛点以治疗疼痛。本法具有促进局部血液循环，改善组织营养，消除关节、韧带水肿、抗炎的作用，适用于关节扭伤、肌肉劳损、骨质增生引起的疼痛。

● 韩氏经皮穴位神经电刺激疗法（HANS 疗法）

韩济生教授经过数十年的研究认为，针刺能够激活机体自身的镇痛系统（包括阿片肽、5-羟色胺等）而产生明显的镇痛效应。在此基础之上又进一步指出，针刺、电针或经皮刺激神经都能不同程度地引起机体自身镇痛物质的释放。刺激频率是最为重要的因素。本法适应范围极广，适用于三叉神经痛、面神经痛、臂丛神经痛、股动脉痛、坐骨神经痛、肢端感觉异常症、颈椎病、肩周炎、腰椎间盘突出症等，尤其对颈肩痛、腰背痛及软组织疼痛效果较佳。

● 干扰电疗法

干扰电疗法又名交叉电流疗法，治疗时用4个电极将频率相差0~100 Hz的中频正弦交流电交叉地输入人体，在交叉处发生干扰而形成干扰场。在干扰场中按无线电学上的差拍原理产生由0~100 Hz的低频调制中频电流。干扰电疗法就是利用这种"内生"的脉冲中频电流来治疗疾病的。干扰电流的生理和治疗作用：促进局部血液循环；镇痛作用；对神经肌肉组织的作用。主要适用于：①缺血引起的肌痉挛，痉挛期的闭塞性动脉内膜炎、肢端发绀症、雷诺病，关节周围组织的劳损、挫伤，创伤后期的积液和瘀血等。②神经丛、神经根和周围神经系统疾病引起的疼痛，以及颈椎病、腰椎间盘疾病所引起的根性疼痛。③慢性关节、肌肉风湿症、关节或关节周围炎、神经丛、神经根和周围神经炎等慢性发炎性疾病。④周围神经损伤或炎症引起的神经麻痹和肌肉萎缩、失用性肌萎缩等疾病。

● 调制中频正弦电疗法

调制中频正弦电是一种由低频正弦电流调制的中频电流，中频电流的幅度随着低频电流的频率和幅度的变化而变化，中频频率为2~8 kHz，低频调制频率为1~150 Hz，用两个电极将调制中频正弦电流输入人体治疗疾病的方法称为调制中频正弦电疗法。主要治疗作用：镇痛消炎，松解粘连，促进血液循环。

● 音频电流疗法

应用频率数千赫兹的正弦交流电治疗疾病，称为音频电流疗法。因所用频率在声波频率范围之内，所以称为音频电流。按理疗种类划分，属于中频电流疗法。目前我国生产的音频电疗机，其正弦交流电频率多用 2 000 Hz。主要治疗作用：消炎、消肿、镇痛，松解粘连，促进瘢痕组织的吸收，促进血液循环功能的恢复，促进神经功能的恢复，降血压。副作用：乏力、胸闷、头胀、头晕、嗜睡和视力模糊等。这些反应与个体素质有关。发生率不超过 2%，多见于治疗后的几小时之内，很少持续 1~2 天以上。反应较轻，不妨碍继续治疗。

● 超短波疗法

超短波疗法是应用波长 10~1 m，频率 30~300 MHz 的交变电磁场治疗疾病的方法，常用电场法治疗，亦称超高频电场疗法。脉冲超短波疗法是应用脉冲超高频振荡电流进行治疗的方法。可降低神经系统的兴奋性，降低心血管的张力，刺激造血器官和细胞化学的功能，促进细胞分裂，对内分泌腺起促进或抑制作用，抗炎作用。适用于颈椎病、腰椎间盘突出症、神经炎、神经痛、风湿性关节炎、类风湿关节炎、滑囊炎、骨髓炎、骨折、盆腔炎、乳腺炎、肾炎、急性肾衰竭、膀胱炎、前列腺炎、阑尾脓肿、大叶性肺炎、支气管炎，神经衰弱等疾病的治疗。

● 微波疗法

微波疗法是应用波长 1 m~1 mm，频率 300~300 000 MHz 的电磁波治疗疾病的方法。治疗作用：①对心血管系统的作用：用微波辐射微血管具有明显扩张及血流加速作用。应用小剂量的微波，作用于心肌缺血患者的心前区，在短时间内有止痛及改善心肌供血的作用。而大剂量微波辐射则对心血管系统功能产生不良影响。②对血液的影响：微波可增加血凝速度，使红细胞的脆性增加，降低血磷的含量，使血中胆碱酯酶活性降低。③对神经系统的作用：小剂量微波作用于动物脑部，能改变脑组织的生物电活动规律及条件反射活动，短时间作用于周围神经，能增强神经系统的兴奋性，大剂量则产生抑制作用。④对内分泌系统的作用：

可引起甲状腺和内分泌活动增高，肾上腺皮质功能增强，血中抗炎激素增加，促炎激素减少，尿中儿茶酚胺排出减少，电解质代谢转为正常，交感 - 肾上腺系统的功能状态得到改善。⑤抗炎作用：小剂量的微波使微血管及小动脉扩张，血运增加，使组织的营养和供氧得到加强；同时加快对渗出物的吸收，加速清除诱发炎症的有害物质和代谢产物，减轻局部的刺激，故可消肿止痛。微波可使巨噬细胞的活动增强，抗体和补体增加，并使吞噬细胞的作用加强，有利于对炎症的控制。适应证有肌炎、腱鞘炎、滑囊炎、肩关节周围炎、腰肌劳损、脊椎关节炎、神经炎、神经根炎、神经丛炎、慢性肺炎、胸膜炎、哮喘、心肌梗死、冠心病、结肠炎、上颌窦炎、额窦炎、中耳炎、麦粒肿、疖、痈、乳腺炎、伤口、盆腔炎、胆囊炎、带状疱疹等。

- 红外线疗法

利用红外线防治疾病的方法，称红外线疗法。主要作用有改善局部血液循环，促进局部渗出物的吸收和肿胀的消退，降低肌张力，缓解肌肉痉挛，止痛，消炎，消除浅表组织的慢性炎症。适用于亚急性及慢性损伤，如肌肉劳损、挫伤、捩伤等；各种类型的关节炎和关节病；浅的神经炎及神经痛、纤维织炎、延迟愈合的伤口。

- 紫外线疗法

利用紫外线照射防治疾病的方法称为紫外线疗法。紫外线疗法广泛应用于临床，对脊源性疾病及其他多种疾病的防治有确切效果。主要作用有促进局部血液循环，止痛、杀菌、消炎，促进伤口愈合，抗佝偻病、骨软化症。适用于软组织创伤后疼痛、筋膜炎、坐骨神经痛、末梢神经炎、风湿性关节炎、类风湿关节炎、痛风性关节炎、神经系统疾病周围神经炎、多发性神经炎、神经痛等。

- 激光疗法

利用激光的特殊性能治疗疾病的一种方法。激光的治疗作用依其能量的大小而不同，低能量的激光主要有抗炎和促进上皮生长的作用，高能量激光由于其对组织的破坏作用，可用于切割、烧灼或焊接组织。

● **超激光照射疗法**

超激光照射疗法又称直线偏光近红外线照射疗法。直线偏光近红外线是一种复合波长的，具有直线偏光特点的近红外线，对人体神经根、神经干、神经节和病变局部进行照射，可达到治疗疾病的目的，具有无创、无痛、无副作用、无并发症等优点，是临床治疗疼痛性疾病的常用方法之一。适用于①神经痛：神经炎症性及损伤性疼痛，如枕神经痛、偏头痛、三叉神经痛、坐骨神经痛、肋间神经痛、带状疱疹神经痛。②神经炎：末梢神经炎、面神经麻痹。③软组织疾病：各种急慢性软组织损伤性肿胀、疼痛。④炎症性疾病：退变性关节炎肿胀、疼痛。⑤血管性疾病：因血管痉挛引起的头痛，耳鸣耳聋，血栓闭塞性脉管炎。⑥免疫性疾病：类风湿关节炎、系统性红斑狼疮、强直性脊柱炎等。此外，凡是适应神经阻滞及颈胸神经节阻滞治疗的疾病，均可使用直线偏光近红外线照射做部分替代治疗。

● **石蜡疗法**

石蜡是一种多分子的碳氢化合物，系石油蒸馏后的产物。以加热熔解后的石蜡为介质，作用于人体，通过热传导而达到治疗疾病的方法，称为石蜡疗法。主要可起到温热作用、机械压迫作用，并能促进创面愈合。适用于软组织急性损伤、肌纤维组织炎、肌痉挛、风湿或类风湿关节炎、骨性关节炎、慢性附件炎、盆腔炎、瘢痕组织或功能锻炼前的准备性治疗等。

● **水疗法**

水疗法是利用水的不同温度、水动静状态下不同的机械作用和溶于水中的不同化学物质，并以各种形式作用于人体的一种治疗方法。①水的静水压力作用，可加速全身的血液循环，增强肺和心脏的功能。轻度的静水压力有降低血压和镇静的作用。②水的动力作用，可促进毛细血管扩张，改善血液循环。动力水流刺激皮肤上的神经感受器，可降低神经的兴奋性，用于治疗神经痛、神经麻痹和风湿或类风湿关节炎等疾病。③浮力作用有利于肢体功能障碍的康复。④药物浴中化学物质的作用：

将某些药物或化学物质溶于水中进行药物浴时，对人体可起到温热和药物治疗的双重作用。例如，盐水浴对风湿或类风湿关节炎有良好的镇痛作用。天然矿泉中含有不同的化学物质，矿泉浴对不同的疾病可有治疗和康复的作用。

● 磁疗法

磁疗法是利用磁场作用于人体以治疗疾病的一种方法。主要作用：①降低末梢神经的兴奋性，提高痛阈；②促进血液循环，改善微循环，加速炎症渗出物的吸收消散，解除炎症肿胀对末梢神经的压迫作用；③消除致痛物质；④形成和加强对括约肌、平滑肌、骨骼肌的解痉作用；⑤疏通经络。适用于软组织损伤、神经炎、神经痛、肌纤维组织炎、术后疼痛、关节炎、血肿、颈椎病、肋软骨炎、神经性头痛、神经衰弱、高血压、面肌抽搐、气管炎、哮喘、视网膜炎、带状疱疹、皮肤溃疡等。

● 牵引疗法

牵引疗法是应用力学的作用与反作用的原理，借助椎间韧带和关节囊及牵引时的拉力，使椎间隙轻微增宽，关节对位正常，缓解软组织的紧张，消除因椎间盘变性、骨质增生对神经、血管的纵向压迫和刺激。牵引疗法有利于消炎止痛，解除肌肉痉挛，切断疼痛的恶性循环，有利于脊柱后关节微细异常改变恢复正常关系，对突出椎间盘有回纳作用，可使滑脱的椎体复位。

● 支具疗法

支具可起到制动和保护作用，有利于缓解肌肉痉挛，促进局部血运恢复，消散致痛物质，减少神经根的刺激，缓解疼痛。支具的正确固定姿势可以增加胸、腹腔压力，分担脊柱重力的负荷。在这两种机制的共同作用下可减轻疼痛症状。适用于腰肌劳损、骨关节炎引起的腰痛；腰椎弓峡部不连、脊柱滑脱症；腰椎骶化，伴椎体畸形并发腰背痛；颈椎手术、腰椎间盘脱出术后及其他脊柱手术后，作为短时期保护性辅助治疗等。

❑ 药物疗法

● 止痛药

1. 布洛芬　口服，成人一次 1 粒，一日 2 次（早晚各一次）。儿童用量请咨询医师或药师。

2. 美洛昔康

（1）口服：①骨关节炎，一日 7.5 mg，一次性服用，一日最大剂量为 15 mg；②强直性脊柱炎和类风湿关节炎，一日 15 mg，分 2 次服用，也可减量至一日 7.5 mg。成人一日最大剂量为 15 mg，老年人为 7.5 mg。

（2）直肠给药：①骨关节炎，7.5~15 mg，睡前塞入肛内；②强直性脊柱炎和类风湿关节炎，15 mg 或 7.5 mg，睡前塞入肛门。老年人 7.5 mg，睡前塞入肛门。

3. 其他　15 岁以下儿童不推荐使用。

● 激素

糖皮质激素：无禁忌证时，短期使用糖皮质激素类药物，可有效缓解炎症反应性疼痛等。

● 肌肉松弛药

伴有肌肉痉挛者，可以使用肌肉松弛类药物。

1. 氯唑沙宗片　饭后服用。成人每次 1~2 片，一日 3 次，症状严重者可酌情加量，儿童遵医嘱。

2. 氟吡汀

（1）口服：每次 100 mg，每天 3~4 次，严重者每次 200 mg，每天 3 次，最大剂量为每天 600 mg。小儿每次 100 mg。

（2）外用：栓剂，每次 150 mg，每天 3~4 次，严重者每天 6 次，最大剂量每天 900 mg，连用 8 天。小儿每次 75 mg，极量 300 mg/d。

3. 替扎尼定　患者初次使用宜有 2~4 周的剂量调整期。开始剂量每次 2~4 mg，6~8 小时一次。单剂用量一般不宜超过 8 mg，而一日用量一般不宜超过 24 mg。最大用量为每日 36 mg。因本品口服有较强的首过效应，使用时应注意剂量个体化。

● 脱水剂

患者存在神经水肿时，可使用脱水剂。

甘露醇：常用量为 1~2 g/kg，一般用 20% 溶液 250 mL 静脉滴注，并调整剂量使尿量维持在每小时 30~50 mL。

❑ 手术疗法

手术作为疾病的一种治疗手段，往往是在保守治疗效果不好或者没有效果的情况下选择的。如颈椎病的手术治疗适应证一般是脊髓型颈椎病及颈椎椎管狭窄；腰椎间盘突出症的手术治疗适应证一般是突出物巨大或者椎间盘脱出、脱垂及腰椎间盘突出症经正规保守治疗 3 个月（或半年）以上效果不明显者。

手术也有微创手术及开放手术之分。如膝关节骨性关节炎主要是采取阶梯性的治疗方法，轻度的膝骨关节炎患者可以通过养成良好的生活工作习惯，缓解骨性关节炎的症状。若病情比较严重，出现疼痛，可以口服非甾体抗炎药，或运用针灸推拿、理疗、康复等方法，使症状缓解。如果症状严重，可以向关节腔注射玻璃酸钠，使用针刀、银质针治疗等，缓解疼痛的症状，还可以进行保膝治疗，比如关节镜下关节炎治疗，或者胫骨高位截骨术、单髁置换术，改善关节的力线，使膝关节骨性关节炎症状缓解。晚期出现重度的骨性关节炎，如果经过以上的治疗方法，症状没有任何缓解，严重影响到患者正常的工作和生活，且具备手术指征，需要进行人工膝关节置换术。

康复锻炼的技能，一起跟着做起来

以健身气功为代表的中国传统康复锻炼是以自身形体活动、呼吸吐纳、心理调节相结合为主要运动形式的传统民族体育项目，是中华悠久文化的重要组成部分。练习健身气功对于增强人的心理素质，改善人的生理功能，防治颈肩腰腿痛，提高人的生存质量，提高道德修养等，具有独特的作用。目前流行的健身气功主要有：八段锦、易筋经、五禽戏、六字诀、太极拳、导引养生功十二法、马王堆导引术等。其中，八段锦、易筋经、马王堆导引术等，因动作简单，易学、易练、易推广，受到人们欢迎。

中国传统康复锻炼

□ 八段锦

八段锦起源于宋代，是一套针对一定脏腑、病症而设计的，形体活动与呼吸运动相结合的健身法。因由八种不同动作组成，故名"八段"；又因其动作可强身益寿，祛病除疾，犹如展示给人们一幅绚丽多彩的锦绣，故称"锦"。八段锦功法在强度上属于有氧运动，安全可靠，且锻炼不受场地、器材、季节、气候等限制，是适合各年龄人群的健身方法。研究认为：长期练习八段锦对人体血脂和血糖代谢、身体形态和生理功能、运动系统疾病、自由基代谢、免疫功能等各方面均有显著促进作用，是中老年人理想的锻炼方式，能够治疗与预防颈椎病、肩周炎、腰椎间盘突出症、骨质疏松、膝关节骨性关节炎、强直性脊柱炎、梨状肌综合征。

● 八段锦歌诀

两手托天理三焦；左右开弓似射雕；调理脾胃须单举；五劳七伤往后瞧；摇头摆尾去心火；两手攀足固肾腰；攒拳怒目增气力；背后七颠百病消。

● 功法特点

八段锦同祖国传统养生治病理念密切结合，内练精气神，外练筋骨皮。整套动作柔和缓慢，圆活连贯；有松有紧，动静相兼。十分适宜中老年人、亚健康人群以及体质虚弱的康复患者练习。而且不受时间、场地和天气的影响。

1. 柔和缓慢，圆活连贯　柔和，是指习练时动作不僵不拘，轻松自如，舒展大方。缓慢，是指习练时身体重心平稳，虚实分明，轻飘徐缓。圆活，是指动作路线带有弧形，不起棱角，不直来直往，符合人体各关节自然弯曲的状态。连贯，是要求动作的虚实变化和姿势的转换衔接，无停顿断续之处。

2. 松紧结合，动静相兼　松，是指习练时肌肉、关节以及中枢神经系统、内脏器官的放松。在意识的主动支配下，逐步达到呼吸柔和、心静体松，同时松而不懈，保持正确的姿态，并将这种放松程度不断加深。紧，是指习练中适当用力，且缓慢进行，主要体现在前一动作的结束与下一动作的开始之前。紧，动作只在一瞬间，而放松须贯穿动作的始终。松紧配合得适度，有助于平衡阴阳、疏通经络、分解黏滞、滑利关节、活血化瘀、强筋壮骨、增强体质。

本功法中的动与静主要是指身体动作的外在表现。动，就是在意念的引导下，动作轻灵活泼、节节贯穿、舒适自然。静，是指在动作的节分处做到沉稳，特别是在前面所讲八个动作的缓慢用力之处，在外观上看略有停顿之感，但内劲没有停，肌肉继续用力，保持牵引伸拉。适当用力和延长作用时间，能够使相应部位受到一定强度的刺激，有助于提高锻炼效果。

3. 神与形合，气寓其中　神，是指人体的精神状态和正常的意识活动，以及在意识支配下的形体表现。"神为形之主，形乃神之宅"。神与形是相互联系、相互促进的整体。本功法每势动作以及动作之间充满了对称与和谐，体现出内实精神、外示安逸，虚实相生、刚柔相济，做到了意动形随、神形兼备。

气寓其中，是指通过精神的修养和形体的锻炼，促进真气在体内的运行，以达到强身健体的功效。习练本功法时，呼吸应顺畅，不可强吸硬呼。

［练法及功法作用］

起式（预备式）

练法：

站直："百会"对"会阴"，两脚分开。

与肩同宽："涌泉"对"肩井"。

八虚：肘、腋、胯、"委中"。

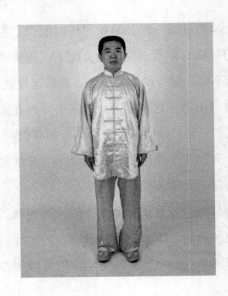

第1式　两手托天理三焦

练法：双手合掌于胸前，出手献杵牵臂肩，平掌向下横担杵，翻掌向上意托天，式随气走要缓慢，一呼一吸一周旋，呼气尽时停片刻，随气而成要自然。

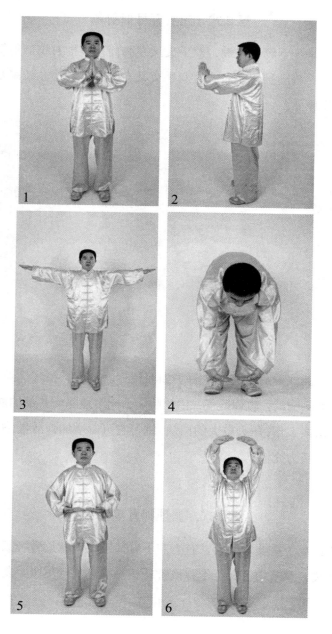

康复锻炼的技能，一起跟着做起来

作用：人体三焦主司疏布元气和流行水液。此式两手交叉上托，拔伸腰背，提拉胸腹，可以促使全身上下的气机流通，水液布散，从而周身都得到元气和津液的滋养。对颈肩、胸椎、腰椎均有很好的锻炼效果。

第2式　左右开弓似射雕

练法：马步下蹲要稳健，双手交叉左胸前，左推右拉似射箭，左手食指指朝天，势随腰转换右式，双手交叉右胸前，右推左拉眼观指，双手收回式还原。

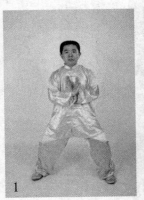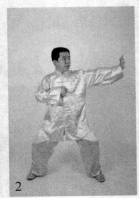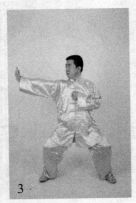

作用：此式展肩扩胸，左右手如同拉弓射箭式，招式优美；可以抒发胸气，消除胸闷；疏理肝气，治疗胁痛；同时消除肩背部的酸痛不适。对于长期伏案工作，压力较大的白领，练习它可以增加肺活量，充分吸氧，增强意志，精力充沛。

第3式　调理脾胃单臂举

练法：双手重叠掌朝天，右上左下臂捧圆，右掌旋臂托天去，左掌翻转至脾关，双掌均沿胃经走，换臂托按一循环，呼尽吸足勿用力，收式双掌回丹田。

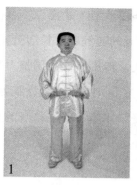 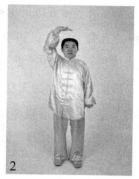 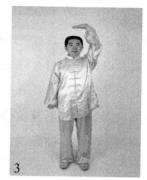

作用：脾胃是人体的后天之本，气血生化的源泉。中医认为，脾主升发清气，胃主消降浊气。此式中，左右上肢松紧配合的上下对拉拔伸，能够牵拉腹腔，对脾胃肝胆起到很好的按摩作用，并辅助它们调节气机，有助于消化吸收，增强营养。

第4式　五劳七伤往后瞧

练法：双掌捧抱似托盘，翻掌封按臂内旋，头应随手向左转，引气向下至涌泉，呼气尽时平松静，双臂收回掌朝天，继续运转成右式，收式提气回丹田。

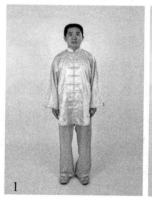 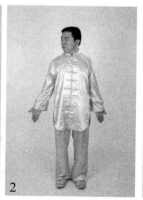 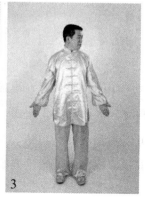

作用：五劳，是心、肝、脾、肺、肾五脏的劳损；七伤，是喜、怒、忧、思、悲、恐、惊的七情伤害。五劳七伤，犹如今天的亚健康；长期劳顿，没有及时休养生息，终究造成损伤的累积。此式，转头扭臂，调整大脑与脏腑联络的交通要道——颈椎（中医称为天柱）；同时挺胸，刺激胸腺，从而改善了大脑对脏腑的调节能力，并增强免疫和体质，促进自身的良性调整，消除亚健康。

第5式　摇头摆尾去心火

练法：马步扑步可自选，双掌扶于膝上边，头随呼气宜向左，双目却看右足尖，吸气还原接右式，摇头斜看左足尖，如此往返随气练，气不可浮意要专。

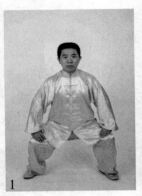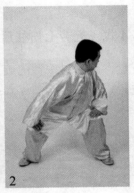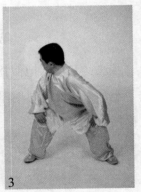

作用：心火者，思虑过度，内火旺盛。要降心火，须得肾水，心肾相交，水火既济。此式，上身前俯，尾闾摆动，使心火下降，肾水上升，可以消除心烦、口疮、口臭、失眠多梦、小便热赤、便秘等症状。此式主要锻炼颈椎、腰椎及胸椎，对膝关节也有很好的锻炼作用。

第6式　两手攀足固肾腰

练法：两足横开一步宽，两掌向前胸腰展，吸气藏腰撑腰间，呼气弯腰手足攀，手势引导勿用力，松腰收腹守涌泉。

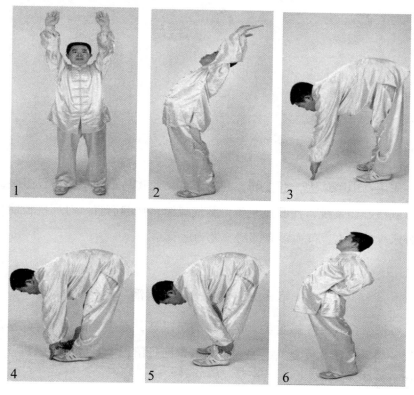

作用：此式前屈后伸，双手按摩腰背下肢后方，使人体的督脉和足太阳膀胱经得到拉伸牵扯，对生殖系统、泌尿系统以及腰背部的肌肉都有调理作用。

第7式　攒拳怒目增气力

练法：马步下蹲眼睁圆，双拳束抱在胸前，拳引内气随腰转，前打后拉两臂旋，吸气收回呼气放，左右轮换眼看拳，两拳收回胸前抱，收脚按掌式还原。

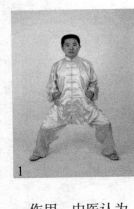
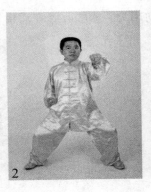
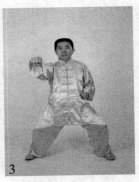

作用：中医认为，肝主筋，开窍于目。此式马步冲拳，怒目瞪眼，均可刺激肝经系统，使肝血充盈，肝气疏泄，强健筋骨。对那些长期静坐卧床少动之人，气血多有郁滞，尤为适宜。

第8式　背后七颠百病消

练法：两腿并立撇足尖，足尖用力足跟悬，双手后背意守肾，落足呼气一周天，如此反复共七遍，全身气走回丹田，全身放松做踮抖，自然呼吸态怡然。

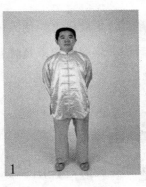
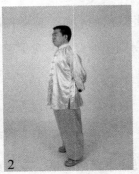

作用：此式动作简单，踮足而立，拔伸脊柱，下落振身，按摩五脏六腑。俗话说：百步走不如抖一抖。这一式下落振荡导致全身的抖动，十分舒服，不仅有利于消除百病，也可以作为整套功法的收式。

1. 锻炼八段锦时要保持精神愉悦，轻松而不能勉强。

2. 不要在过饱或过度饥饿的时候锻炼。

3. 场地的选择以空气流通、不嘈杂为主，家里的客厅、办公室或公园都可以。

4. 衣服穿着宽松舒适。

5. 一定要穿舒适的平底鞋。

6. 呼吸要自然，不要憋气。

❑ 易筋经

"易筋经"是我国传统的健身方法。此功使神、体、气三者，即人的精神、形体和气息有效地结合起来，经过循序渐进、持之以恒地认真锻炼，使五脏六腑、十二经脉、奇经八脉及全身经脉得到充分的调理，进而达到保健强身、防病治病、抵御早衰、延年益寿的目的，尤其对于颈肩腰腿痛患者，长期坚持锻炼更有巨大的帮助作用。

[歌诀]

立身期正直，环拱手当胸，气定神皆敛，心澄貌亦恭。

足趾挂（抓）地，两手平开，心平气静，目瞪口呆。

掌托天门目上观，足尖着地立身端。力周腿胁浑如植，咬紧牙关不放宽，舌可生津将腭抵，鼻能调息觉心安。两拳缓缓收回处，用力还将挟重看。

只手擎天掌覆头，更从掌内注双眸。鼻端吸气频调息，用力收回左右侔。

两腿后伸前屈，小腹运气空松；用力在于两膀，观拳须注双瞳。

挺身兼怒目，推手向当前；用力收回处，功须七次全。

侧首弯肱，抱顶及颈；自头收回，弗嫌力猛；左右相轮，身直气静。

上腭坚撑舌，张眸意注牙；足开蹲似踞，手按猛如拿；两掌翻齐起，千斤重有加；瞪目兼闭口，起立足无斜。

青龙探爪，左从右出；修士效之，掌气平实；力周肩背，围收过膝；两目注平，息调心谧。

两足分蹲身似倾，屈伸左右腿相更；昂头胸作探前势，偃背腰还似砥平；鼻息调元均出入，指尖着地赖支撑；降龙伏虎神仙事，学得真形也卫生。

两手齐持脑，垂腰至膝间；头惟探胯下，口更齿牙关；掩耳聪教塞，调元气自闲；舌尖还抵腭，力在肘双弯。

膝直膀伸，推手自地；瞪目昂头，凝神一志；起而顿足，二十一次；左右伸肱，以七为志；更作坐功，盘膝垂眦；口注于心，息调于鼻；定静乃起，厥功维备。

[功法特点]

1.动作舒展，伸筋　拔骨功法中的每一势动作，不论是上肢、下肢还是躯干，都要求有较充足的屈伸、外展内收、扭转身体等运动，从而使人体的骨骼及大小关节在传统定势动作的基础上，尽可能地呈现多方位和广角度的活动。其目的就是要通过"拔骨"的运动达到"伸筋"，牵拉人体各部位的大小肌群和筋膜，以及大小关节处的肌腱、韧带、关节囊等结缔组织，促进活动部位软组织的血液循环，改善软组织的营养代谢，提高肌肉、肌腱、韧带等软组织的柔韧性、灵活性和骨骼、关节、肌肉等组织的活动功能。

易筋经功法由轻缓、柔和的动作开始，继之转体、屈伸、拧转、俯仰，动作均与人体十二经络相应，通过人体骨骼、韧带、肌腱的定向重复牵伸的系统化针对性锻炼，使全身各部依次参与"伸筋拔骨"。由于骨骼的牵伸作用，骨骼得到刺激，骨的营养结构得到改善，可调动人体本能，提高骨骼的抗折功能，体内的精气得以运行生发。

2.柔和匀称，协调美观　本功法在传统"易筋经十二定势"动作的基础上进行了改编，增加了动作之间的连接，每势动作变化过程清晰、柔和。整套功法的运动方向为前后、左右、上下；肢体运动的路线为简单的直线和弧线；肢体运动的幅度是以关节为轴的自然活动角度所呈现的身体活动范围；整套功法的动作速度是匀速缓慢地移动身体或身体局部。

本功法在动作力量上要求肌肉相对放松，用力圆柔而轻盈，不使蛮力，不僵硬，刚柔相济。每势之间无繁杂和重复动作，便于中老年人学练。同时，对有的动作难度做了不一样程度的要求，也适合青壮年习练。

3. 脊柱旋转，运动屈伸　脊柱是人体的支柱，又称"脊梁"，由椎骨、韧带、脊髓等组成，具有支持体重、运动、保护脊髓及其神经根的作用。

神经系统控制和协调各个器官系统的活动，使人体成为一个有机整体以适应内外环境的变化。因此，脊柱旋转屈伸的运动有利于对脊髓和神经根的刺激，以增强其控制和调节功能。如"九鬼拔马刀势"中的脊柱左右旋转屈伸动作，"打躬势"中椎骨节节拔伸前屈、卷曲如勾和脊柱节节放松的伸直动作，"掉尾势"中脊柱前屈并在反伸的状态下做侧屈、侧伸动作。

因此，本功法是通过脊柱的旋转屈伸运动以带动四肢关节、肌肉、韧带、内脏的运动，在松静自然、形神合一中完成动作，达到健身、防病、延年、益智的目的，尤其对颈肩腰腿痛的治疗及预防有重要作用。

［练法及功法作用］

起式（预备式）

练法：

站直："百会"对"会阴"，两脚分开。

与肩同宽："涌泉"对"肩井"。

八虚：肘、腋、胯、"委中"。

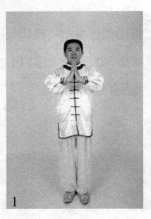

第1式　韦参献杵第一式（韦参献杵）

练法：两腿挺膝，两足跟内侧相抵，脚尖略外撇，成立正姿势，躯干正直，头顶之百会穴与裆下的长强穴要成一条直线；两掌自然下垂于体侧；目平视，定心凝神；然后双手向前分抬合十，停于胸前膻中穴外，然后合掌外推，呈献杵式。

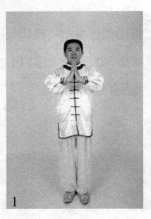
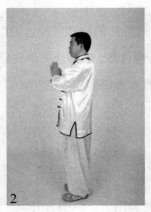
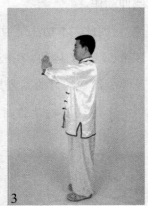

1　　　　2　　　　3

作用：均衡身体左右气机，改善神经、体液调节功能，消除疲劳。对肩周炎、网球肘的调理效果较好。

第2式　韦参献杵第二式（横担降魔杵）

练法：接上式；两掌从胸前向体侧平开，手心朝上，成双臂一字状；同时两足后跟翘起，脚尖着地，两目瞪睛平视；心平气和。式定约静立半分。

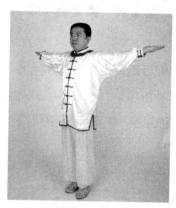

作用：疏理上肢经络，调练心肺之气，提高肩臂肌肉力量，改善肩关节活动功能。对肩周炎、颈肩综合征调理效果较好。

第3式　韦参献杵第三式（掌托天门）

练法：接上式；两掌分别上抬，至双臂成U字状时，双肘微弯，掌心朝上，尽力上托；同时咬齿，舌抵上腭，气布胸际。式定后约静止半分。

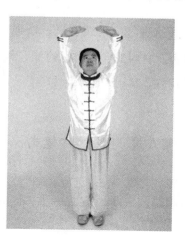

作用：调理三焦之气，发动手足三阴五脏之气，改善肩关节活动功能，提高四肢肌肉力量，促进全身血液循环。对颈椎病、肩周炎、颈肩综合征调理效果较好。

第4式　摘星换斗式

练法：

右式：接上式；两脚后跟落地，全脚掌着地。左掌回收于背后，掌心朝下，尽力下按；同时扭项，目视右掌。式定后要气布胸际，深长鼻吸自由。左式：左右手势互换，右掌下落于背后，掌心朝下，尽力下按，同时左掌自体后擎天而起，扭颈，目视左掌。式定后用逆呼吸单吸不呼法，约静立半分钟。（还有一种练法是掌心向上）

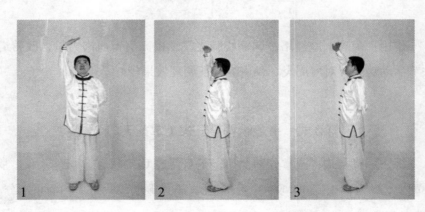

作用：壮腰健肾，开胸理气，延缓衰老；增强颈、胸、肩、腰等部位的活动功能。对颈椎病、肩周炎、胸背部疼痛、斜方肌及菱形肌劳损、颈肩综合征等调理效果较好。

第5式　倒拽九牛尾式

练法：

右式：接上式；右脚跨前一步，成右弓步，同时右掌从体后向体前变握拳，翻腕上抬，拳心朝上停于面前。左掌顺式变拳，拳心朝上停于体后，两肘皆微屈；力在双膀，目视右拳。式定后约静立半分钟。左式：左右手腿势互换，左腿蹬力，身体随之前移，重心落于右腿，继左脚提起跨前一步，成左弓步，同时左拳从体后向体前翻抬，右拳从面前向体后翻落，成左式；式定后约静立半分钟。

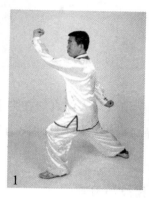
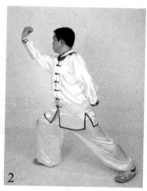

作用：通过腰部扭动，带动肩胛活动，刺激背部夹脊、肺俞、心俞等穴位，疏通夹脊，调练心肺；改善软组织血液循环，提高四肢肌肉力量及活动功能。对颈椎病、肩周炎、胸背部疼痛、斜方肌及菱形肌劳损、腰椎疾病（腰椎间盘突出症、腰椎骨质增生等）、手腕疼痛、膝关节骨性关节炎等调理效果较好。

第6式　击（出）爪亮翅式

练法：接上式；左腿蹬力，提左脚落于右脚内侧，成立正姿势；同时双拳回收于腰际，拳心朝上，继而鼻吸气，挺身，怒目，双拳变立掌，向体前推出，掌心朝前，掌根尽力外挺；然鼻呼气，双掌再变握拳，从原路回收于腰际，拳心向上；再鼻吸气，双拳变五掌前推，如此反复七次；意在天门。

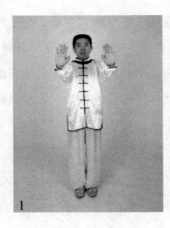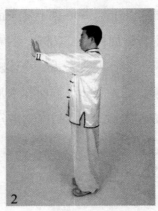

作用：通过动作的引导，促进自然清气与人体真气在胸中交汇融合，改善呼吸功能以及全身气血运行；提高胸背部及上肢肌肉力量。

第7式　九鬼拔马刀式

练法：

右式：接上式；顺呼吸；右拳变掌从腰际外分上抬，至大臂与耳平行时，拔肩，屈肘，弯腰，扭项，右掌心朝内停于左面侧前，如抱头状；同时左拳变掌，回背于体后，尽力上抬。式定后约静立半分钟。左式：左右手势互换，左臂伸直，左掌从体后向体侧上抬，同时右臂伸直，右掌顺式从头后经体侧下落，成左式，式定后约静立半分钟。

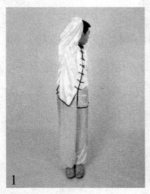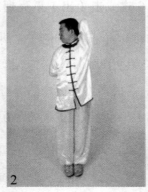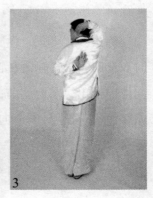

作用：通过身体的扭曲、伸展运动，使全身真气开、合、启、闭，按摩脾胃，强健肾脏；疏通玉枕关、夹脊关；提高肩部、腰背部肌肉力量，改善关节活动功能。对颈椎病、肩周炎、胸背部疼痛、斜方肌及菱形肌劳损、颈肩综合征、腰痛等调理效果较好。

第8式　三盘落地式

练法：接上式；自然呼吸；左足外开成马步，同时左掌下落，右掌从体后往体前上抬，至两掌心朝上于胸前相遇时，继外分，双肘微屈，掌心朝下按力于双膝之前外侧。式定后舌抵上腭，瞪睛，注意牙齿，静蹲半至一分钟。然后双腿起立，两掌翻为掌心朝上，向上托抬如有重物；至高与胸平时，再翻为掌心朝下，变马步，再成8式。凡三起三落，共蹲桩静立一分半至三分钟。

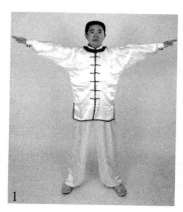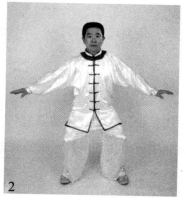

作用：心肾相交，水火既济；增强下肢力量，壮丹田气，强腰固肾（心主火，肾主水）。对颈椎病、肩周炎、胸背部疼痛、腰椎疾病（腰椎间盘突出症、腰椎骨质增生等）、膝关节骨性关节炎等调理效果较好。

第9式　青龙探爪式

练法：

右式：接上式；顺呼吸；两目平视，左足回收于右足内侧，成立正姿势；鼻呼，左掌自胸前变拳，顺式回收于腰际，右掌自胸前变爪，五指微屈，力周肩背，向体左伸探。左式：左右手势互换，鼻吸，俯身，腰前屈，右爪从左至右经膝前围回；鼻呼，直身，变握拳停于腰际，同时左拳变爪，从腰际向体右伸探。右式姿势反复做三遍。

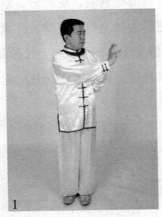 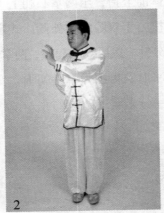

作用：中医认为"两胁属肝"，"肝藏血，肾藏精"，二者同源，通过该功法可以疏理肝气、调畅情志，改善腰部及下肢肌肉的活动功能。

第10式　打躬式

练法：接上式；顺呼吸；上右足平行于左足内侧，距离约与肩同宽；然后变为弓腰，垂脊，挺膝。头部探于胯下，同时两肘用力，两掌心掩塞两耳，两掌夹抱后脑，意在双肘尖。式定后随意停留片刻。

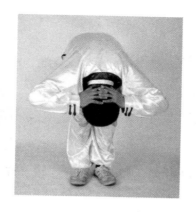

作用：锻炼督脉，充足阳气。鸣天鼓可以醒脑、聪耳、消除大脑疲劳。

第11式　卧虎扑食式

练法：

右式：接上式；逆呼吸；两目平前视，上式结式为双拳停于腰际。右脚向前迈一大步。左脚跟掀起，脚尖着地，成右弓步；同时俯身、拔脊、塌腰、昂头，两臂于体前垂直，两掌十指撑地，意在指尖。式定后约静立半分钟。左式：身体起立，左足向前跨一大步，成左弓步，作卧虎扑食左式，凡动作相反，为左右互换，式定后约静立半分钟。

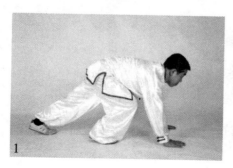

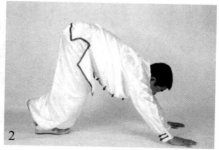

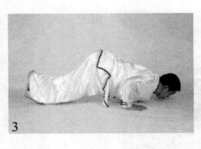 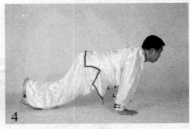

作用：疏伸、调养任督二脉，改善颈、腰、背、腿肌肉活动功能，强健腰腿。

第12式　掉尾（掉尾摇头）式

练法：接上式；顺呼吸，挺膝，十趾尖着地，两手下落，微屈，两掌相附，手心拒地；同时瞪目视鼻准，昂头，塌腰垂脊，凝神益志，意存丹田。式定后脚跟落地，再掀起，三次后即伸膀挺肘一次；共脚跟顿地二十一次，伸膀七次；然后起立，成立正姿势。扭头转臀时，头与臀做相向运动。

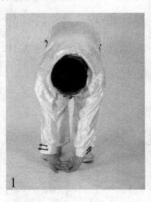 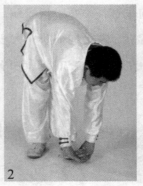 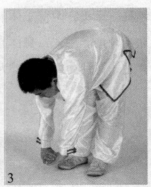

作用：强化颈、腰、背肌肉力量，改善脊柱各关节和肌肉的活动功能。

［注意事项］

1.要做好习练前准备，如穿上合适的服装（最好是宽大、有弹性的），不要在过饱或过度饥饿的时候锻炼。练前要排二便（不要忍便习练）。

2. 要做好准备活动，如压腿、踢腿、活动各关节，使人体在生理上产生"预热"，以免在练习中由于过度牵拉而受伤，尤其是冬天或天气寒冷的时候准备活动更为重要。

3. 心理上，练功前要使自己的心理活动由复杂趋于简单，习练中要做到眼随手走，神贯意注，心力兼到，才能达到事半功倍的习练效果。锻炼时要保持精神愉悦，轻松而不能勉强。若在练习中神散意驰，心君妄动，形意不合，就会徒具其行而不能获实效了。

4. 必须遵循循序渐进的原则，在习练中绝对不能因为追求某一标准动作而不顾动作要领。有些动作暂时达不到标准可以先做"意到"，在熟悉动作要领的基础上再逐步达到标准动作的要求。

5. 呼吸要自然，不要憋气。

❏ 五禽戏

五禽戏又称"五禽操""五禽气功""百步汗戏"等，是我国民间广为流传的，也是流传时间最长的健身方法之一。据说五禽戏由东汉医学家华佗模仿虎、鹿、熊、猿、鹤5种动物的动作创编的。五禽戏是一套防病、治病、延年益寿的医疗气功，是一种"外动内静""动中求静""动静兼备"、有刚有柔、刚柔并济、内外兼练的仿生功法。五禽戏，有虎戏、鹿戏、熊戏、猿戏和鸟戏，每种动作都模仿了相应的动物动作。传统的五禽戏，又称华佗五禽之戏，五戏共有动作54个。由中国体委新编的简化五禽戏，每戏有两个动作，分别为：虎举、虎扑；鹿抵、鹿奔；熊运、熊晃；猿提、猿摘；鸟伸、鸟飞。每种动作都是左右对称，并配合气息调理。

［歌诀］

健身五禽操，虎鹿熊猿鸟，形神兼具备，长练永不老。

［功法特点］

虎戏主肝，练习虎戏时模仿虎的动作要有虎威，形似猛虎扑食。威生于爪，要力达指尖，神发于目，要虎视眈眈。爪甲与目皆属肝，用力时气血所至，可以起到舒筋、养肝、明目的作用；加上做虎举与虎扑的动作时身体舒展，两臂向上拔伸，身体两侧得到锻炼，这正是肝胆经循行部位，使得肝经循行部位气血通畅。经常练习自然使肝气舒畅，肝系疾病与不适得到缓解。

鹿戏主肾，鹿抵时腰部左右扭动，尾闾运转，腰为肾之府，通过腰部的活动锻炼，可以刺激肾脏，起到壮腰强肾的作用；鹿奔时胸向内含，脊柱向后凸，形成竖弓，通过脊柱的运动使得命门开合，强壮督脉。肾藏精，督脉主一身之阳气，肾脏与督脉功能得到改善可以调节生殖系统。

熊戏主脾，熊运时身体以腰为轴运转，使得中焦气血通畅，对脾胃起到挤压按摩的作用；熊晃时，身体左右晃动，疏肝理气，亦有健脾和胃之功。脾胃主运化水谷，其功能改善不仅可以增强消化系统功能，还可以为身体提供充足的营养物质。经常练习熊戏，可使不思饮食、腹胀腹痛、便泄便秘等症状得到缓解。

猿戏主心，猿提时手臂夹于胸前，收腋，手臂内侧有心经循行，通过练习猿提动作可以使心经血脉通畅；猿摘时对心经循行部位也有较好的锻炼作用，加之上肢大幅度的运动，可以对胸廓起到挤压按摩作用。这些对心脏泵血功能都有好处。心主血脉，常练猿戏，可以改善心悸、心慌、失眠多梦、盗汗、肢冷等症状。

鸟戏主肺，鸟戏主要是上肢的升降开合运动，这些动作不仅可以牵拉肺经，起到疏通肺经气血的作用，还可以通过胸廓的开合直接调整肺的潮汐量，促进肺的吐故纳新，提升肺脏的呼吸力。肺主气，司呼吸，主治节，通条水道，常练鸟戏，可以增强人体呼吸功能，胸闷气短、鼻塞流涕等症状可以得到缓解。

[练法及功法作用]

对于初学者，一般从手型入门，然后是步型、预备势及虎戏、鹿戏、熊戏、猿戏、鸟戏这五类动作，最后是收势。

● 手型

1. 虎爪　五指张开，虎口握圆，第一、二指关节弯曲内扣。

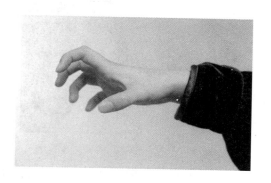

2. 鹿角　拇指伸直外张，食指、小指伸直，中指、无名指弯曲内扣。

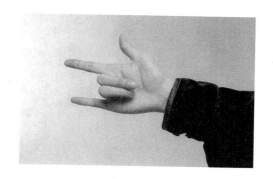

3. 熊掌　拇指压在食指指端上，其余四指并拢弯曲，虎口撑圆。

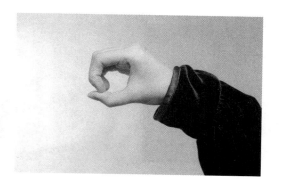

4.猿钩　五指指腹捏拢，屈腕。

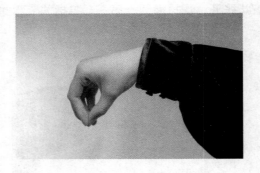

5.鸟翅　五指伸直，拇指、食指、小指向上翘起，无名指、中指并拢向下。

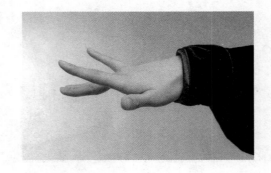

6.握固　拇指抵掐无名指根节内侧，其余四指屈拢收于掌心。

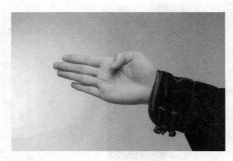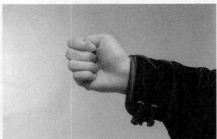

● 步型

　　五禽戏重在模仿五禽的动作和姿势，以腰为主轴和枢纽，带动和舒展上、下肢向各个方向运动，增强健身的功效。其中，下肢的运动与整套功法的身体平衡密切相关，因此，正确步型的掌握十分关键。五禽戏的基本步型主要包括以下几种。

　　1.弓步　两腿前后分开一大步，横向之间保持一定宽度，右（左）腿屈膝前弓，大腿斜向地面，膝与脚尖上下相对，脚尖微内扣；左（右）腿自然伸直，脚跟蹬地，脚尖稍内扣，全脚掌着地。

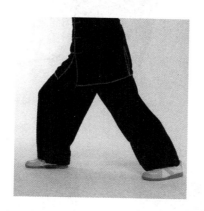

　　2.虚步　右（左）脚向前迈出，脚跟着地。脚尖上翘，膝微屈；左（右）腿屈膝下蹲，全脚掌着地，脚尖斜向前方。臀部与脚跟上下相对。身体重心落于左（右）腿。

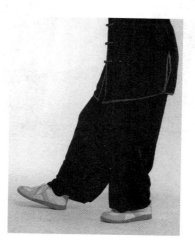

3. 丁步　两腿左右分开，间距 10~20 厘米，两腿屈膝下蹲，左（右）脚脚跟提起，脚尖着地，虚点地面，置于右（左）脚脚弓处，右（左）脚全脚掌着地踏实。

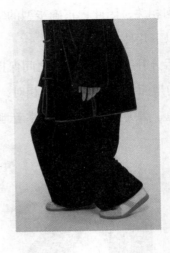

4. 提膝平衡

5. 后举腿平衡

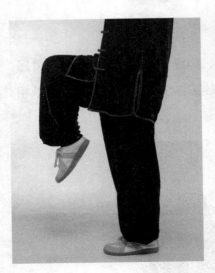

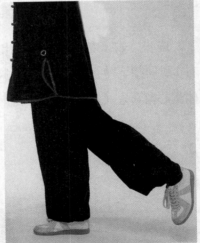

掌握好正确步型的同时，还应借助下肢部位来维持身体的平衡。一方面是提膝平衡，其动作为左（右）腿直立站稳，上体正直；右（左）腿在体前屈膝上提，小腿自然下垂，脚尖向下。另一方面是后举腿平衡，其动作为右（左）腿蹬直站稳，左（右）脚伸直，向体后举起，脚面绷平，脚尖向下。

● 预备势

练习者在进入五禽戏锻炼之前，首先必须从标准的预备势开始。这样做不仅可以排除杂念，诱导入静，调和气息，宁心安神，而且可以吐故纳新，升清降浊，调理气机，从而为随后的练习打下基础。

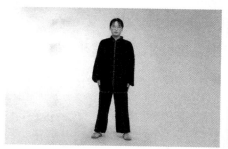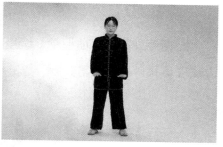

动作一：两脚并拢，自然伸直；两手自然垂手体侧；胸腹放松，头项正直，下颏微收，舌抵上腭；目视前方。

动作二：左脚向左平开一步，稍宽于肩，两膝微屈，松静站立；调息数次，意守丹田。为防止向左开步前身体摇晃，可在开步前，两膝先微屈，开步时身体中心先落于右脚，左脚提起后再缓缓向左移动，左脚掌先着地，使重心保持平稳。

动作三：肘微屈，两臂在体前向上、向前平托，与胸同高。

动作四：两肘下垂外展，两掌向内翻转，并缓缓下按于腹前；目视前方。

重复三、四动作两遍后。两手自然垂于体侧。

最后，还要注意两臂上提下按时，意在两掌劳宫穴（掌中央，第二、三掌骨间，握拳中指尖所点处），动作要柔和、均匀、连贯；此外，动作还可配合呼吸，两臂上提时吸气，下按时呼气。

虎举

1. 两手掌心向下，撑开弯曲成虎爪状；目视两掌。

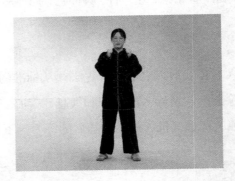

2. 两手外旋，弯曲握拳，缓慢上提。至肩时，十指撑开，举至头上方成虎爪状；目视两掌。

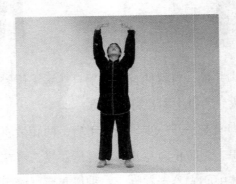

3. 两掌外旋握拳，拳心相对；目视两拳。

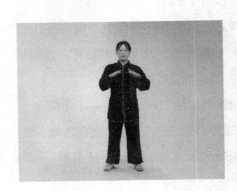

4.两拳下拉至肩，变掌下按。下落至腹，十指撑开；目视两掌。

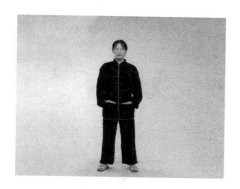

重复动作 1 至 4 三遍后，两手垂于体侧，目视前方。

虎扑

1.两手握空拳，提至肩前上方。

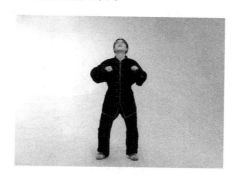

2.两手向上、向前划弧，弯曲成虎爪状；上体前俯，挺胸塌腰；目视前方。

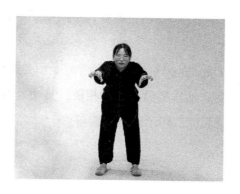

3. 两腿下蹲，收腹含胸；两手向下划弧至两膝侧；目视前下方。两腿伸膝，送髋，挺腹，后仰；两掌握空拳，提至胸侧，目视前上方。

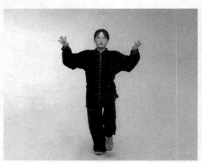

4. 左腿屈膝提起，两手上举。左脚向前迈一步，脚跟着地，右腿下蹲；上体前倾，两拳成虎爪状向前、下扑至膝前两侧；目视前下方。上体抬起，左脚收回，开步站立；两手下落于体侧；目视前方。

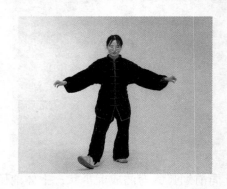

动作 5 至 8 与 1 至 4 左右相反。

重复一遍后，两掌举至胸，两臂屈肘，两掌内合下按，自然垂于体侧；目视前方。

作用：五禽戏以虎、鹿、熊、猿、鸟为顺序，预备势后首先进入虎戏。虎戏要体现虎之威猛，动作要做到刚柔相济，其功效有调节气血、疏通经络、维持脊柱生理弧度、防治腰部疾病等。

鹿抵

1.两腿微屈,左脚经右脚内侧向左前方迈步,脚跟着地;身体稍右转;握空拳右摆,高与肩平;目视右拳。

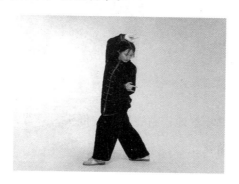

2.左腿屈膝,脚尖踏实;右腿蹬实;身体左转,两掌成鹿角状,向上、左、后划弧,指尖朝后,左臂弯曲平伸,肘抵靠左腰;右拳举至头,向左后方伸抵,指尖朝后;目视右脚跟。身体右转,左脚收回,开步站立;两手向上、右、下划弧,握空拳落于体前;目视前下方。

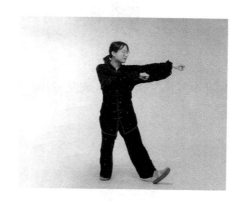

3.动作4与1、2左右相反。

鹿奔

1.左脚跨前一步,屈膝,右腿伸直成左弓步;握空拳向上、向前划弧至体前,屈腕,与肩同高、同宽;目视前方。

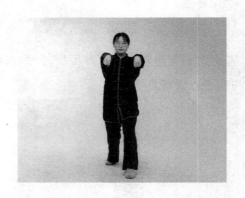

    2.左膝伸直，脚掌着地；右腿屈膝；低头，弓背，收腹；两臂内旋，两掌前伸，拳成鹿角状。

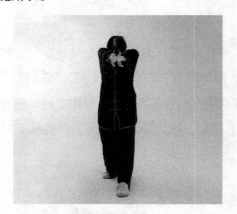

    3.上体抬起；右腿伸直，左腿屈膝，成左弓步；两臂外旋，握空拳，高与肩平；目视前方。

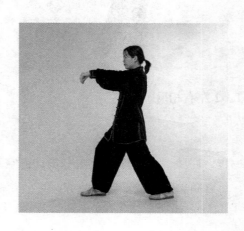

4.左脚收回，开步直立；两拳变掌，落于体侧；目视前方。

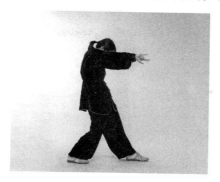

动作5至8与1至4左右相反。

重复一遍后，两掌举至胸；屈肘，两掌内合下按，自然垂于体前；目视前方。

作用：五禽戏中，鹿戏仿效鹿之安舒。习练时，动作要轻盈舒展，神态要安闲雅静。鹿戏锻炼可起到强腰补肾、强筋健骨和振奋阳气等作用。

熊运

1.两掌握空拳成熊掌状，垂于下腹部；目视两拳。

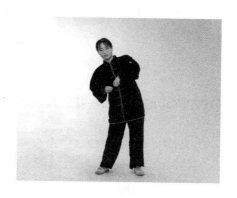

2.以腰、腹为轴，上体做逆时针摇晃；两拳沿右肋、上腹、下腹部划圆；目随之环视。

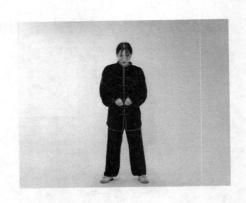

3. 动作 4 同 1、2。

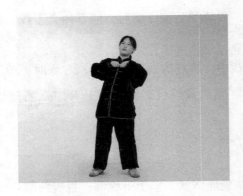

动作 5 至 8 与 1 至 4 左右相反。做完最后一动，两拳变掌下落，自然垂于体侧，目视前方。

熊晃

1. 左髋上提，牵拉左脚离地，微屈左膝，握空拳成熊掌状，目视左前方。

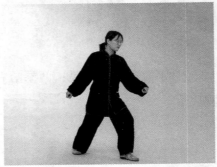

2.左脚向左前方落地，右腿伸直；身体右转，左臂内旋前靠，左拳摆至左膝前上方；右拳摆至体后；目视左前方。

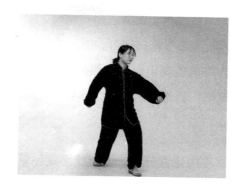

3.身体左转；右腿屈膝，左脚伸直；拧腰晃肩，两臂向后弧线摆动；右拳握至左膝前上方；左拳摆至体后；目视左前方。

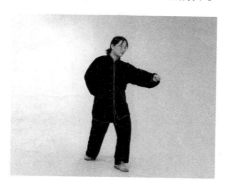

4.身体右转；左腿屈膝，右腿伸直；左臂内旋前靠，左拳摆至左膝前上方；右拳摆至体后；目视左前方。

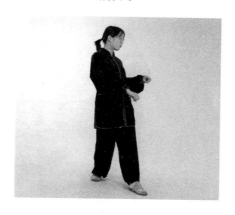

动作 5 至 8 与 1 至 4 左右相反。

重复一遍后，左脚上步，开步站立；两手自然垂于体侧。两掌举至胸；屈肘，两掌内合下按，自然垂于体侧；目视前方。

作用：五禽中，熊的动作笨拙拖沓，而熊戏却笨中生灵，蕴含内劲。熊戏仿效熊之沉稳，力求表现出松劲自然的神态。练习熊戏，不但能防治腰肌劳损和软组织损伤，还可引导内气运行，调理消化系统。

猿提

1. 两掌在体前，手指伸直分开，再屈腕撮拢捏紧成"猿钩"，速度稍快些。

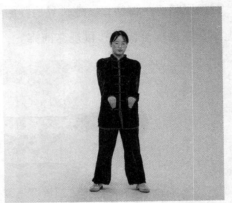

2. 两掌上提至胸，两肩上耸，收腹提肛；同时，脚跟提起，头向左转；目随头动，视身体左侧。注意耸肩、缩胸、屈肘、提腕一定要充分。

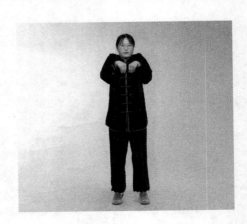

3.头转正,两肩下沉,松腹落肛,脚跟着地;"猿钩"变掌,掌心向下;目视前方。

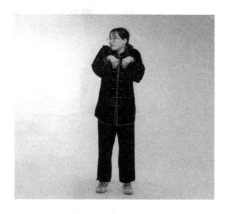

4.两掌沿体前下按落于体侧;目视前方。

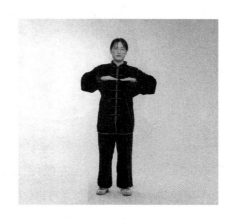

动作5至8同1至4,唯头向右转。

重复动作1至8一遍。这里,需提醒的是,动作可配合提肛呼吸,已达到更好的健身效果。其动作为:两掌上提吸气时,稍用意提起会阴部;两掌下按呼气时,放下会阴部。

猿摘

1.左脚向左后方退步,脚尖点地,右腿屈膝;左臂屈肘,左掌成"猿钩"收至左腰侧;右掌向前方摆起,掌心向下。

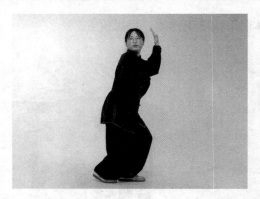

2. 左脚踏实，屈膝下蹲，右脚收至左脚内侧，脚尖点地，成右丁步；右掌向下经腹前向左上方划弧至头左侧，目随右掌动，再转头注视右前上方。

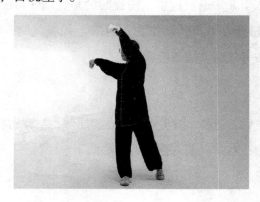

3. 右掌内旋，掌心向下，沿体侧下按至左髋侧；目视右掌。右脚向右前方迈出一大步，左腿蹬伸；右腿伸直，左脚脚尖点地；右掌经体前向右上方划弧，举至右上侧变"猿钩"；左掌向前、向上伸举，屈腕撮钩，成采摘势；目视左掌。

4.左掌由"猿钩"变为"握固";右手变掌，落于体前，虎口朝前。左腿下蹲，右脚收至左脚内侧，脚尖点地，成右丁步；左臂屈肘收至左耳旁，掌成托桃状；右掌经体前向左划弧至左肘下捧托；目视左掌。

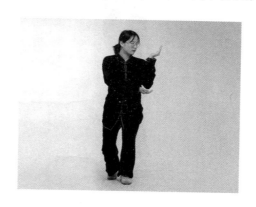

动作5至8与1至4左右相反。

重复动作1至8一遍后，左脚向左横开一步，两腿直立；两手自然垂于体侧。两掌举至胸；屈肘，两掌内合下按，自然垂于体侧；目视前方。

作用：猿生性好动，机智灵敏。五禽戏中，猿戏仿效猿之灵巧，习练时，外练肢体的轻灵敏捷，内练精神的宁静从容，从而达到"外动内静""动静结合"的境界。从功法动作上，可分为猿提和猿摘。练习猿提，具有增强神经肌肉反应的灵敏性、扩大胸腔体积、改善脑部供血、增加腿部力量以及提高平衡能力等功效。

鸟伸

1.两腿微屈下蹲，两掌在腹前相叠。

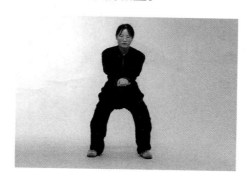

2.两掌举至头上方，指尖向前；身体微前倾，提肩，缩项，挺胸，塌腰；目视前下方。

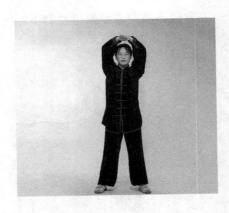

3.两腿微屈下蹲；两掌相叠下按至腹前；目视两掌。

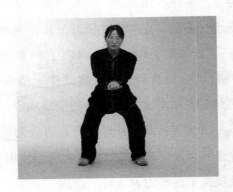

4.右腿蹬直，左腿伸直向后抬起；两掌分开成"鸟翅"，摆向体侧后方；抬头，伸颈，挺胸，塌腰；目视前方。

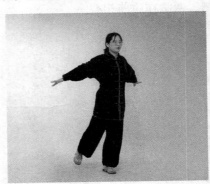

动作5至8与1至4左右相反。

重复动作1至8后，左脚下落，两脚开步站立，两手垂于体侧；目视前方。

鸟飞

接上式；两腿微屈，两掌成鸟翅状，合于腹前，目视前下方。

1. 右脚伸直，左腿屈膝提起，小腿下垂；两掌成展翅状，在体侧平举向上；目视前方。

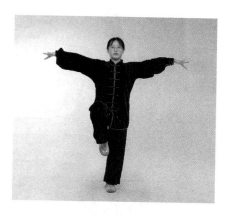

2. 左脚落至右脚旁，脚尖着地，两腿微屈；两掌合于腹前；目视前下方。

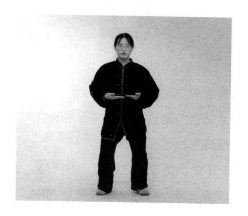

3.右脚伸直,左脚屈膝提起,小腿下垂;两掌举至头顶上方;目视前方。

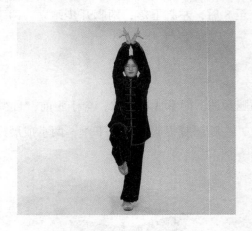

4.左脚落至右脚旁,脚掌着地,两腿微屈;两掌合于腹前;目视前下方。

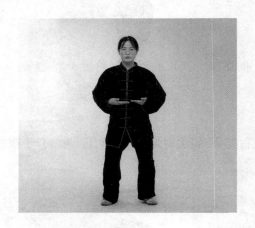

动作5至8与1至4左右相反。

重复动作1至8动作一遍后,两掌举至胸;屈肘,两掌内合下按,自然垂于体侧;目视前方。

作用:鸟戏取形于鹤,仿效鸟之轻捷。习练时,要表现出昂然挺拔、悠闲自得的神韵。锻炼鸟戏,可起到改善呼吸功能,疏通任、督二脉经气及提高人体平衡力等作用。

收势

五禽戏的最后一步就是收势——引气归元。所谓引气归元，即让气息逐渐平和，意将练功时所得体内、外之气导引归入丹田，起到和气血、通经脉、理脏腑的功效。具体方法为：

1. 两掌经体侧上举至头顶上方，掌心向下。

2. 两掌指尖相对，沿体前缓慢下按至腹前；目视前方。

重复动作 1、2 两遍。

3. 两手缓慢在体前划平弧，掌心相对，高于脐平；目视前方。

4. 两手在腹前合拢，虎口交叉，叠掌；眼微闭静养，调匀呼吸，意守丹田。

5. 数分钟后，两眼慢慢睁开，两手合掌，在胸前搓擦至热。

6. 掌贴面部，上、下擦摩，浴面 3~5 遍。

7. 两掌向后沿头顶、耳后、胸前下落，自然垂于体侧；目视前方。

8. 左脚提起向右脚并拢，前脚掌先着地，随之全脚踏实，恢复成预备势；目视前方。

［注意事项］

五禽戏整套功法简便易学，练习时应按照动作编排的顺序，把握正确的动作要领，力求表现出五禽之神韵，做到形神兼备，意气相随，内外合一，发挥出每一戏的特定功效。五禽戏锻炼要做到：全身放松，意守丹田，呼吸均匀，形神合一。练熊戏时要在沉稳之中寓有轻灵，将其剽悍之性表现出来；练虎戏时要表现出威武勇猛的神态，柔中有刚，刚中有柔；练猿戏时要仿效猿敏捷灵活之性；练鹿戏时要体现其静谧恬然之态；练鸟戏时要表现其展翅凌云之势，方可融形神为一体。常练五禽之戏，可活动腰肢关节，壮腰健肾，疏肝健脾，补益心肺，从而达到祛病延年的目的。

其他康复锻炼

□ 小燕飞

"小燕飞"就是人们模拟燕子飞行姿势进行肢体运动，以锻炼腰背肌，缓解腰部、颈肩部等部位的劳损。它与瑜伽比较相似。小燕飞适用于腰肌劳损、腰肌筋膜炎、腰椎间盘突出症、腰椎峡部裂、轻度腰椎滑脱、腰椎术后等。与小燕飞功效类似的运动有蛙泳等。小燕飞的动作分为俯卧式和站立式两种，一般俯卧式最常用。

[动作要领]

1. 俯卧式小燕飞　在硬床上或干净的硬质地板上，取俯卧位，脸部朝下，双臂以肩关节为支撑点，轻轻抬起，手臂向上的同时轻轻抬头，双肩向后向上收起。与此同时，双脚轻轻抬起，腰骶部肌肉收缩，尽量让肋骨和腹部支撑身体，持续 3~5 秒，然后放松肌肉，四肢和头部回归原位休息 3~5 秒再做。每天可做 30~50 下。可分为 2~3 次，坚持 6 个月以上。腰椎术后患者最好将其作为终身锻炼项目。刚开始时，可每天先做 10~20 下，逐渐增加。睡前在床上做，贵在坚持。

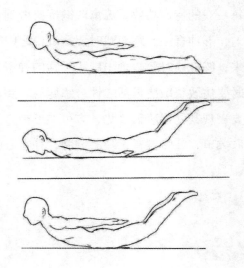

2. 站立式小燕飞　身体直立，双手侧平举，手心向外，手指朝上；慢慢向上抬高双臂，作小燕飞状；同时，双手从腕关节开始向下伸直。

［运动作用］

这个动作能够充分调动颈椎周围的肌肉；如果能每天坚持做 200 下，颈椎不适症状 10 天之内就会基本缓解。刚开始时可以先做 50 下，休息两三分钟再做 50 下，每天早晚一次。平时去洗手间的路上也可以做上几下站立式小燕飞，以让紧张的肌肉及时得到缓解。

［注意事项］

1. 腰背肌锻炼的次数和强度一定要因人而异，应当循序渐进，逐渐增加锻炼量。如锻炼后次日感到腰部酸痛、不适、发僵等，应适当地减小锻炼的强度和频率，或停止锻炼，以免加重病情。

2. 锻炼时不要突然用力过猛，以防因锻炼而扭了腰。这是一种静力性的训练，只需要缓缓用力就可以了。

3. 如果已经有腰部酸痛、发僵、不适等症状，应当停止或减少腰背肌锻炼；在腰腿痛急性发作时应当及时休息，停止练习，否则可能使原有症状加重。

❒ 平板支撑

平板支撑是一种类似于俯卧撑的肌肉训练方法，但无须上下撑起运动，在锻炼时主要是俯卧姿势，身体呈一线保持平衡，可以有效锻炼腹横肌，被公认为训练核心肌群的有效方法。

［动作要领］

俯卧，双肘弯曲支撑在地面上，肩膀和肘关节垂直于地面，双脚踩地，身体离开地面，躯干伸直，头部、肩部、胯部和踝部保持在同一平面，腹肌收紧，盆底肌收紧，脊椎延长，眼睛看向地面，保持均匀呼吸。

每组保持 60 秒，每次训练 4 组，组与组之间间歇不超过 20 秒。

若要增加难度，手臂或腿可以抬高。肩膀在肘部上方，保持腹肌的持续收缩发力（控制住），保持臀部不高于肩部，脚之间与肩同宽。手部可以合十，在坚持75秒以上的时候适当抬高一下臀部（因为随着时间延长我们的臀部会下沉，所以需要保持臀部和腰板、腿保持一条直线）。颈部保持前倾，可以锻炼颈部。

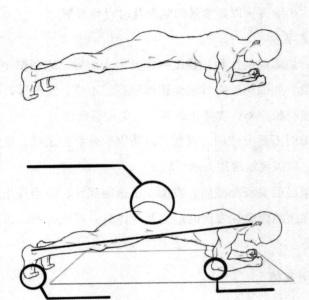

[运动作用]

锻炼核心肌群，让你瘦得更健康，远离下背疼痛。

这个动作主要塑造腰部、腹部和臀部的线条，更重要的是，它可以帮助维持肩胛骨的平衡，让你的背部线条更迷人。

平板支撑可以增强背部肌肉力量，不会给脊柱和背部太大的压力，还可以给背部强有力的支持，特别是上背部区域。

[注意事项]

1.任何时候都保持身体挺直，并尽可能长时间地保持这个姿势。若要增加难度，手臂或腿可以抬高。

2. 需要一个比较合适的平板，不能太硬也不能太软。肩膀在肘部上方，保持腹肌的持续收缩发力（控制）。

3. 不适宜人群：平板支撑看起来简单，但是对手臂、手腕、肩部、腰部的骨骼和肌肉都有一定程度的要求。如果近期肩膀、腰部、背部等部位有疼痛感，最好不要进行这项运动。像腕部韧带损伤、网球肘、肩关节疼痛、肩周炎、有过肩关节脱位病史等病症困扰的人群，勉强锻炼会有加重症状的风险。另外，腰椎间盘突出或腰肌劳损的人群，应在咨询医师后再尝试平板支撑、卷腹、仰卧起坐这类针对锻炼腰腹的运动。

4. 严重脊柱侧弯、急性腰椎间盘突出以及骨质疏松的人群由于骨骼和肌肉不达标，不建议做平板支撑。但是，平板支撑对于轻微的脊柱侧弯有矫正作用，在腰椎间盘突出治疗的后期也可作为恢复性锻炼。

5. 不建议45岁以上的中老年人做平板支撑，但是曾坚持长久运动、身体素质过硬的人群则没问题。由于该运动会对血管造成压力，患有心血管疾病者也不建议练习。

6. 由于平板支撑时腰腹部肌肉运动量较大，所以孕妇不建议进行这项运动。不过，产后42天以上的产妇推荐进行平板支撑，对盆底肌恢复，防止子宫脱垂有好处。

康复锻炼的技能，一起跟着做起来

轻轻松松应对常见疾病

颈椎间盘突出症

颈椎间盘突出症是临床上较为常见的脊柱疾病之一，发病率仅次于腰椎间盘突出。主要由于髓核、纤维环、软骨板，尤其是髓核，发生不同程度的退行性病变后，在外界因素的作用下，导致纤维环破裂，髓核从破裂之处突出或脱出，从而造成相邻组织，如脊神经根和脊髓受压，引起头痛、眩晕、心悸、胸闷、颈部酸胀、活动受限、肩背部疼痛、上肢麻木胀痛、步态失稳、四肢无力等症状和体征。严重时可引起高位截瘫，危及生命。

□ 主要病因

1. 年龄因素　随着年龄的增长，人体各部位的磨损也日益增加，颈椎同样会产生退行性变化，而椎间盘的退行性变化是颈椎病发生发展中最关键的原因。

2. 慢性劳损　各种超过正常范围的活动带来的损伤，如不良的睡眠姿势、枕头的高度不当等，反复落枕者患病率也较高。工作姿势不当，尤其是长期低头工作者，颈椎病发病率特高。有些不适当的体育锻炼也会增加颈椎病发病率，如不规范的倒立、翻筋斗等。

3. 外伤　在颈椎病退变、失稳的基础上，头颈部的外伤更易导致颈椎病的产生与复发。

4. 咽喉部炎症　当咽喉部或颈部有急性或慢性炎症时，因周围组织的炎性水肿，很容易诱发颈椎病症状出现或使病情加重。

5. 发育性椎管狭窄　椎管狭窄者更易发生颈椎病，而且预后也相对较差。

6. 颈椎的先天性畸形　各种先天性畸形，如先天性椎体融合、颅底凹陷等情况都易于导致颈椎病的发生。

7. 代谢因素　各种原因造成的人体代谢失常，特别是钙、磷代谢和激素代谢失调者，容易产生颈椎病。

8. 精神因素　从临床实践中发现，情绪不好往往使颈椎病加重，而颈椎病加重或发作时，患者的情绪往往更不好，很容易激动和发脾气，颈椎病的症状也更为严重。

❑ **主要表现**

1. 侧方突出型　由于颈脊神经根受到刺激或压迫，表现为单侧的根性症状。轻者出现颈脊神经支配区（即患侧上肢）的麻木感，重者可出现受累神经节段支配区的剧烈疼痛，如刀割样或烧灼样疼痛，同时伴有针刺样或过电样窜麻感，疼痛症状可因咳嗽而加重。此外，尚有痛性斜颈、肌肉痉挛及颈部活动受限等表现，还可能出现上肢发沉、无力、握力减退、持物坠落等现象。

体格检查可发现被动活动颈部或从头部向下做纵轴方向加压时均可引起疼痛加重，受累神经节段有运动、感觉及反射的改变，神经支配区域相应肌力减退和肌肉萎缩等表现。

2. 旁中央突出型　有单侧神经根及单侧脊髓受压的症状。除有侧方突出型的表现外，尚可出现不同程度的单侧脊髓受压的症状，表现为病变水平以下同侧肢体肌张力增加、肌力减弱、腱反射亢进、浅反射减弱，并出现病理反射，可出现触觉及深感觉障碍。对侧则以感觉障碍为主，即有温度觉及痛觉障碍，而感觉障碍的分布多与病变水平不相符，病变对侧下肢的运动功能良好。

3. 中央突出型　此型无颈脊神经受累症状，表现为双侧脊髓受压。早期以感觉障碍或运动障碍为主，晚期表现为不同程度的上运动神经元或神经束损害不全痉挛性瘫痪，如步态笨拙，活动不灵，走路不稳，常有胸、腰部束带感，重者可卧床不起，甚至呼吸困难，大小便失禁。检查可见四肢张力增加，肌力减弱，腱反射亢进，浅反射减退或消失，病理反射阳性，髌阵挛及踝阵挛阳性。

❑ 诊断与鉴别诊断

颈椎间盘突出症的诊断主要依靠症状、体征和影像检查（CT、MRI等），特别是磁共振在确诊颈椎间盘突出方面具有重要意义。

❑ 主要治疗方法

● 一般治疗

1. 改善与调整睡眠姿势　枕头不宜过高或过低，以生理位为佳。理想的睡眠体位应该是使整个脊柱处于自然曲度，髋、膝关节呈屈曲状，使全身肌肉放松。合理的选择床铺，建议睡硬板床，或垫以透气、略软的垫子。

2. 纠正与改变工作中的不良姿势　定时改变头颈部体位，定期远视，调整桌面或工作台的高度或倾斜度。定时工作，定时休息。

● 药物治疗

1. 西药治疗口服非甾体消炎药，如吲哚美辛、布洛芬、双氯芬酸、阿司匹林、肌松药。能够缓解疼痛，减轻肌肉痉挛。此类药物会对胃肠道及肾脏组织带来不利影响，因此不宜长期服用。

2. 中药治疗

黄芪桂枝五物汤

【药方】黄芪 9 g，桂枝 9 g，白芍 9 g，生姜 18 g，红枣 10 枚。神经根型颈椎病患者多有恶寒、怕风的表现，实际运用中视情况可增大生姜剂量，或调整桂枝用量。

【用法】每日1剂。

【功效】温阳行痹。

颈复康颗粒

【药方】羌活、川芎、葛根、秦艽、威灵仙、苍术、丹参、白芍、地龙（酒炙）、红花、乳香（制）、黄芪、党参、地黄、石决明、煅花蕊石、关黄柏、炒王不留行、燀桃仁、没药（制）、土鳖虫（酒炙）。

【用法】60℃以下温开水冲服。一次1~2袋，一日2次。饭后服用。

【功效】活血通络，散风止痛。

【主治】用于风湿瘀阻所致的颈椎病，症见头晕、颈项僵硬、肩背酸痛、手臂麻木。

● 物理治疗

通过关节松动术、颈部肌肉力量训练等手法治疗对颈部进行专业、适宜的推拉、旋转等，使颈部关节得到放松，功能得以改善。佩戴颈围可以用于固定颈部起到保护颈部的作用，通过颈椎牵引、离子导入疗法、超短波、短波、石蜡疗法等物理因子治疗缓解疼痛。

● 中医手法治疗

中式手法主要分为预备手法、治疗手法和善后手法。预备手法：包括捻法、搓法。主要目的在于松解肌肉痉挛，促进血液循环，达到解痉镇痛的作用。治疗手法：包括旋转复位、提端摇晃法。主要用于分解颈椎小关节的粘连，纠正颈椎关节的错缝，加宽狭窄的椎间孔，恢复颈椎正常的生理曲度。善后手法：包括劈法、散法、拿法、归合法。主要是为了放松肌肉、改善痉挛。可联合应用针灸、小针刀等治疗。

● 手术治疗

当患者出现颈椎某一节段明显不稳，颈部疼痛明显，影像学伴有明显颈椎间盘突出，脊髓或神经症状较重，经非手术治疗无效时，可以选用手术治疗。

□ 居家康复

1. 双手挤压颈部　双手交叉放在头和颈后面，使双臂关节尽可能伸展，然后双手挤压后颈几次，再将肘部尽可能内收，利用手掌挤压颈部左右两侧。

2. 拔颈　双手交叉放在颈后，向上拉颈几次，然后用手掌托住下颌，轻轻向上推颈几次。

3. 捏肩　头部向左倾斜，用左手捏紧右肩肌群；然后头转向右边，用右手捏左肩肌肉。

4. 拿后颈　将一只手放在颈后，用拇指和其余四指分开夹住颈后肌肉，从上到下、从下到上揉捏颈后的肌肉。

5. 按摩　点穴按摩风府和风池各 200 次。

6. 洗脸并用双手揉颈　将双手放在脸上，从下往上按摩，然后推到颈部几次。

7. 旋转肩　旋转肩 40 次，向前旋转 30 次，向后旋转 10 次。做的时候应该同时注意双肩，向后旋转的力量应该大于向前旋转的力量，因为如果向前旋转的力量更大就会挤压心脏。

8. 胸部扩张　每日晨起做胸部扩张动作，每日两次，每次 15 个扩胸运动。

肩周炎

肩周炎为肩关节周围肌肉、韧带、肌腱、滑囊、关节囊等软组织损伤、退变而引起的关节囊和关节周围软组织的一种慢性无菌性炎症。临床表现为起病缓慢，病程较长，病程一般在 1 年以内，较长者可达 1~2 年。病变特点：疼痛广泛、功能受限广泛、压痛广泛。

□ 主要病因

1. 肩部原因　①本病大多发生在 40 岁以上中老年人，属于软组织退行性病变，对各种外力的承受能力减弱；②长期过度活动、姿势不良等所产生的慢性致伤力；③上肢外伤后肩部固定过久，肩周组织继发萎缩、粘连；④肩部急性挫伤、牵拉伤后治疗不当等。

2. 肩外因素　颈椎病，心、肺、胆道疾病发生的肩部牵涉痛，因原发病长期不愈使肩部肌肉持续性痉挛、缺血而形成炎性病灶，转变为真正的肩关节周围炎。

❏ 主要表现

1. 肩部疼痛　起初肩部呈阵发性疼痛，多数为慢性发作，以后疼痛逐渐加剧，或顿痛，或刀割样痛，且呈持续性，气候变化或劳累后，常使疼痛加重，疼痛可向颈项及上肢（特别是肘部）扩散，当肩部偶然受到碰撞或牵拉时，常可引起撕裂样剧痛。肩痛昼轻夜重为本病一大特点，若因受寒而致痛者，则对气候变化特别敏感。

2. 活动受限　肩关节向各方向活动均可受限，以外展、上举、内外旋更为明显。随着病情进展，由于长期失用引起关节囊及肩周软组织的粘连，肌力逐渐下降，加上喙肱韧带固定于缩短的内旋位等因素，使肩关节各方向的主动和被动活动均受限，特别是梳头、穿衣、洗脸、叉腰等动作均难以完成，严重时肘关节功能也可受影响，屈肘时手不能摸到同侧肩部，尤其在手臂后伸时不能完成屈肘动作。

3. 怕冷　患肩怕冷，即使在暑天，肩部也不敢吹风。

4. 压痛　多数患者在肩关节周围可触到明显的压痛点，压痛点多在肱二头肌长头肌腱沟、肩峰下滑囊、喙突、冈上肌附着点等处。

5. 痉挛与萎缩　三角肌、冈上肌等肩周围肌肉早期可出现痉挛，晚期可发生失用性肌萎缩，出现肩峰突起，上举不便，后弯不利等典型症状，此时疼痛症状反而减轻。三角肌有轻度萎缩，斜方肌痉挛，冈上肌腱、肱二头肌长、短头肌腱及三角肌前、后缘均可有明显压痛。肩关节以外展、外旋、后伸受限最明显，少数人内收、内旋亦受限，但前屈受限较少。

❑ 诊断与鉴别诊断

诊断依据主要以临床症状体征为主，结合 X 线片检查。有条件者可行肩关节造影以确诊。注意与以下几种疾病鉴别：①关节囊缩小；②关节囊破裂；③肩胛下滑囊破裂；④肩峰下滑囊破裂。

❑ 主要治疗方法

● 急性期治疗

对于急性期的肩周炎患者而言，主要治疗目的在于止痛。因此患者在日常生活中一定要注意休息，以减少患者肩部肌肉负担。在病症急性期发作期间可以采取冷敷处理。如果患者的肩周部位出现持续疼痛，导致夜间难以入睡，可以在短期内服用非甾体消炎药缓解疼痛。痛点局限时可以采用局部痛点封闭进行治疗。如果患者症状通过上述治疗仍无显著改善，甚至持续加重，则可以采用关节腔封闭、神经阻滞疗法进行治疗。

● 一般治疗

急性期肩周炎病症在疼痛十分严重的情况下要立即休息，在日常生活中不宜过多的活动。但急性期过后，患者都需要每日适当练习肩关节屈伸旋转、内收外展等动作，在开展相关活动时切记以不增加夜间疼痛为标准。开展功能锻炼的主要目的是使患者肩周部位的血液循环得以改善，进而减少患者肌肉痉挛、组织粘连现象，减轻疼痛，逐渐恢复患者肩关节的正常功能。

● 手法治疗

1. 治疗原则 早期应以舒筋通络、祛瘀止痛、加强筋肉功能为主；晚期则以剥离粘连、滑利关节、恢复关节活动功能为主。

2. 施术部位 伤侧肩关节周围，肩背部及上臂。

3. 取穴 肩髃、肩贞、肩井、肩三俞（肩中俞、肩外俞、肩内俞）、天宗、秉风、缺盆、极泉、巨骨、曲池。

4. 施治手法 推、揉、㨰、搓、拨。

5. 时间与刺激量 每次治疗 25 分钟，每日 1 次；刺激量应因人、因症而定。

6.**手法操作**（以右侧为例，常规手法分六个步骤）　患者取坐位（体虚者可取卧位），术者立于伤侧。

（1）**分推抚摩肩部法**：术者以双手大鱼际或掌部着力，在患肩周围作前后、内外分推及抚摩手法数十遍。

（2）**揉㨰肩周上臂法**：术者用单、双手掌或多指揉肩关节周围及上臂数分钟；然后用左手握伤肢前臂并托起肘部，将上臂外展并前后活动肩关节，同时用右手小鱼际或掌指关节在肩部周围及上臂施㨰法5分钟左右。

（3）**揉拨肩胛周围法**：术者一手固定肩部，另手鱼际或掌根部自肩胛骨脊柱缘由上而下揉数遍，拇指拨2~3遍；而后，以食指、中指、无名指三指从肩胛骨脊柱缘插入肩胛骨前方拨理肩胛下肌3~5遍，拇指或大鱼际揉、拨肩胛骨腋窝缘数遍。

（4）**按摩腧穴痛点法**：术者用双手拇指对压中府、天宗、肩贞、肩内腧穴，拇指重揉压肩外俞、秉风、巨骨、缺盆、肩髃，揉拨极泉及肩部痛点各半分钟左右。

（5）**被动运动肩部法**：根据肩关节不同方向的运动障碍，可选用下列方法。①推肩拉肘内收法：术者立于健侧后方，一手推住健侧肩部（固定），另一手从健侧脚前托其伤侧肘部，缓缓牵拉使其内收，在极度内收位用体侧抵紧健侧肩后部，一手空拳叩击伤侧肩部周围数遍。②前屈后伸捏筋法：术者立于伤侧，一手托握伤肢肘部使上臂前屈后伸，另手在上臂后伸位捏拿肩前筋，前屈位捏拿肩后筋。③扣肩揉搓扛动法：术者于伤侧呈半蹲式，用肩扛住伤肢上臂，双手扣于肩部前后，进行协调的揉搓动肩，以肩部温热感为度。

● **药物治疗**

药物治疗是肩周炎的常见治疗方式，常用西药有利培酮、布洛芬及依托考昔等。这些药物起效较快，能够有效减轻患者肩周部位的炎症、肿胀现象，进而缓解患者疼痛，改善患者肩关节功能。患者需要注意的是，此类药物会对胃肠道及肾脏组织带来不利影响，因此不宜长期服用。

中药有身痛逐瘀汤、黄花桂枝五物汤等。

身痛逐瘀汤

【药方】秦艽3g，川芎6g，桃仁9g，红花9g，甘草6g，羌活3g，没药6g，当归9g，五灵脂6g，香附3g，牛膝9g，地龙6g。

【用法】每日一剂，水煎服。

【功效】活血化瘀，行气止痛，舒筋通络。

黄芪桂枝五物汤

【药方】黄芪、桂枝、芍药、生姜、大枣。

【用法】水煎服，每日一剂。

【功效】补气养血，舒筋通络。

●手术治疗

手术疗法只有在各种保守治疗方法无果的情况下，才会考虑采取手术疗法。常见的手术方式有关节镜微创手术、开放手术两种。近年来，随着我国科学技术水平的不断提高，关节镜微创技术水平已逐渐成熟，目前关节镜下松解术已经逐渐成为治疗肩周炎的重要手段。

□ 居家康复

伸展运动期间会有一些疼痛和不适。

1.侧举手臂　将患侧手臂在体侧尽可能举高，身体慢慢向墙边靠拢，同时患侧手带动手臂向上尽力达到极限，保持6秒钟后慢慢还原（可以用另一侧手臂辅助患侧手臂放下来）。重复2~3次。

2.手背推墙　患侧肩关节、肘关节成直角，手腕抬起使手背尽量向墙面靠拢，可用另一侧手辅助，保持6秒钟后慢慢还原。重复2~3次。

3.肩部伸展　将患侧手臂置于身体后，用另一侧手握住其手腕向斜下方牵拉，保持6秒钟后慢慢还原。重复2~3次。

4.洗头　举起患侧手臂高于头顶，用手划圈6秒钟，慢慢放下手还原。重复2~3次。

5. 俯卧撑 俯卧撑姿势准备好后，吸气，缓慢屈肘至 90°，呼气，伸直手肘还原。每次俯卧撑之后加一个"婴儿式放松"（伸展双侧手臂，臀部坐于脚后跟）。重复 2~3 次。

6. 手臂前举过头 手肘伸直，双手十指相扣，从前方向上举过头顶，双臂尽可能贴紧耳朵，保持 6 秒钟。慢慢放下手臂还原。重复 2~3 次。

7. 手臂交叉前举过头 手肘伸直，双手反手十指相扣，从前方向上举过头顶，双臂尽可能贴紧耳朵，保持 6 秒钟。慢慢放下手臂还原。重复 2~3 次。

8. 理想睡姿 可以尝试采用俯卧位着面向患侧肩膀的睡姿，同时将患侧手臂高举过头顶。

腰椎间盘突出症

腰椎间盘突出症，简称"腰突症"，是由于腰椎间盘发生退行性变之后，在遭受外力的作用下，引起脊椎内外平衡失调，造成纤维环破裂，髓核突出，刺激或压迫神经根、血管或脊椎等组织，以致产生腰痛，且伴有坐骨神经反射疼痛等症状为特征的一种疾病。

❑ 主要病因

本病的病因，主要是腰椎间盘发生了退行性改变，再加上某些外因，如外伤、慢性劳损，或遭受风、寒、湿邪等，多种因素共同作用，以致腰椎间盘纤维环破裂，髓核突出，压迫马尾神经或神经根而产生疼痛症状。具体原因如下。

1. 与用力不当有关 腰椎间盘突出症的发病往往与用力不当有关。因为腰椎排列呈生理前凸，椎间盘后薄前厚，当人们在向前弯腰时，髓核就向后方移动，而且受到体重、肌肉和韧带张力的影响，髓核产生强大的反抗性弹力，这反抗性弹力的大小与负重的压力大小成正比。在此情况下，如果这种力量过大或椎间盘纤维环本身已有缺陷，髓核就有可

轻轻松松应对常见疾病

能冲破纤维环面向侧后方或中央膨出或突出，出现腰神经根、马尾神经或脊髓的压迫症状。

2. 与职业有关　腰椎间盘突出症多发于长期保持固定姿势的人群，因为人体在前倾 20° 坐位时，其腰椎间盘承受的压力最大，所以在长期"坐族"人群中，腰椎极易发生病变。再就是长时间从事重体力劳动或长期在寒冷潮湿的环境中工作的人的腰椎也极易发生病变。

3. 与年龄有关　腰椎间盘突出症的发病率与年龄紧密相关，年龄越大，发病率越高。但并不代表腰椎间盘突出症与 30 岁以下的人无缘。据国内医学专家调查，目前，30 岁以下的人腰椎间盘突出症发病率急速上升。

4. 与性别有关　腰椎间盘突出症男性发病人数明显多于女性。这是因为女性腰部的椎间盘比男子相对要厚，而且空隙要大，这也使女性的腰椎有得天独厚的优势，能完成柔软的体操或杂技动作。

5. 与吸烟有关　吸烟的人容易患腰椎间盘突出症。具体原因尚不明确，可能是由于吸烟易引起慢性支气管炎，而咳嗽时椎间盘内压及椎管内压增高，椎间盘变性后髓核突出导致。另外，科学家还发现向动物体内注射尼古丁，可降低其椎体血容量，从而影响椎间盘的营养供给，使椎间盘容易发生退变。这也可能是吸烟者易患腰椎间盘突出症的原因之一。

6. 与外伤有关　据统计，约有 1/3 的腰椎间盘突出症患者有不同程度的外伤史。常见的外伤诱因有弯腰搬重物时腰部突然用力不当，或在腰肌尚未充分活动的情况下搬动或举动重物、各种形式的腰扭伤、长时间弯腰后突然直腰、臀部着地摔倒等，这些外伤均可使腰椎间盘髓核瞬间接受的压力超过纤维环的应力，造成纤维破裂，髓核从破裂部突出。

本病在中医学中，属于"腰痛""腰腿痛""痹症"等病症范畴，多以慢性劳损或闪挫跌扑扭伤经脉，或风寒等外邪侵袭为诱因，肝肾亏损、筋脉失养为病机，导致腰腿部经脉气血阻滞，气滞血瘀、络脉阻塞而致病。

❒ 主要表现

根据髓核突（脱）出的部位、大小、椎管矢状径大小、病理特点、机体状态和个体敏感性等不同，其临床症状可以相差很大。主要表现在以下几个方面。

1. 腰痛　95%以上的腰椎间盘突（脱）出症患者有此症状。临床上持续性腰背部钝痛多见，平卧位减轻，站立位加剧，在一般情况下可以忍受，并容许腰部适度活动及慢步行走，主要由机械压迫所致。持续时间少则2周，长则数月，甚至数年。另一类疼痛为腰部痉挛样剧痛，不仅发病急骤，且多难以忍受，非卧床休息不可，此类情况主要由于缺血性神经根炎所致，即髓核突然突出压迫神经根，致使根部血管同时受压而呈现缺血、瘀血、缺氧及水肿等一系列改变，并可持续数天至数周（而椎管狭窄者亦可出现此征，但持续时间甚短，仅数分钟）。卧木板床、封闭疗法及各种脱水剂可缓解。

2. 下肢放射痛　80%以上病例出现此症，其中后型者可达95%以上。主要由于突出的椎间盘对脊神经根造成机械性和（或）化学性刺激导致。此外，通过患节的脊神经脊膜支亦可出现反射性坐骨神经痛（或称之为"假性坐骨神经痛"）。轻者表现为由腰部至大腿及小腿后侧的放射性刺痛或麻木感，直达足底部，一般可以忍受，仍可步行，但步态不稳，呈跛行；腰部多取前倾状或以手扶腰以缓解对坐骨神经的张应力。重者则表现为由腰至足部的电击样剧痛，且多伴有麻木感，需卧床休息，并喜采取屈髋、屈膝、侧卧位。凡增加腹压的因素均使放射痛加剧。由于屈颈可通过对硬膜囊的牵拉使对脊神经的刺激加重（即屈颈试验），因此患者头颈多取仰伸位。

放射痛的肢体多为一侧性，仅极少数中央型或中央旁型髓核突出者表现为双下肢症状。

3. 肢体麻木　多与下肢放射痛伴发，单纯表现为麻木而无疼痛者仅占5%左右。肢体麻木主要是脊神经根内的本体感觉和触觉纤维受刺激

轻轻松松应对常见疾病

之故。

4. 肢体冷感　有少数病例（5%~10%）自觉肢体发冷、发凉，主要是椎管内的交感神经纤维受刺激之故。临床上常见手术当天患者主诉肢体发热的情况，与此为同一机制。

5. 间歇性跛行　其产生机制及临床表现与腰椎椎管狭窄者相似，主要原因是在髓核突出的情况下，可出现继发性腰椎椎管狭窄症的病理和生理学基础；对于伴有先天发育性椎管矢状径狭小者，脱出的髓核加重了椎管的狭窄程度，以致诱发本症状。

6. 肌肉麻痹　因腰椎间盘突（脱）出症造成瘫痪者十分罕见，而多系因根性受损致使所支配肌肉出现程度不同的麻痹征。轻者肌力减弱，重者该肌肉失去功能。临床上以腰 5 脊神经所支配的胫前肌、腓骨长短肌、趾长伸肌及长伸肌等受累引起的足下垂症为多见，其次为股四头肌（腰 3~4 脊神经支配）和腓肠肌（骶 1 脊神经支配）等。

7. 马尾神经症状　主要见于后中央型及中央旁型的髓核突（脱）出症者，因此临床上少见。其主要表现为会阴部麻木、刺痛，排便及排尿障碍、阳痿（男性），以及双下肢坐骨神经受累症状。严重者可出现大小便失控及双下肢不完全性瘫痪等症状。

8. 下腹部痛或大腿前侧痛　高位腰椎间盘突出症，当腰 2、3、4 神经根受累时，则出现神经根支配区的下腹部腹股沟区或大腿前内侧疼痛。另外，尚有部分低位腰椎间盘突出症患者也可出现腹股沟区或大腿前内侧疼痛。约 1/3 的腰 3~4 椎间盘突出者有腹股沟区或大腿前内侧疼痛。其在腰 4~5 与腰 5~ 骶 1 间隙椎间盘突出者的出现率基本相等，此种疼痛多为牵涉痛。

9. 患肢皮肤温度较低　与肢体冷感相似，亦可因患肢疼痛，反射性地引起交感神经性血管收缩，或由于刺激了椎旁的交感神经纤维，引发坐骨神经痛并小腿及足趾皮温降低，尤以足趾为著。此种皮温降低的现象，骶 1 神经根受压者较腰 5 神经根受压者更为明显。反之，在髓核摘除术后，肢体即出现发热感。

10.其他　视受压脊神经根的部位与受压程度、邻近组织的受累范围及其他因素不同，尚可能出现某些少见的症状，如肢体多汗、肿胀、骶尾部痛及膝部放射痛等多种症状。

□ **诊断要点**

大多数患者在一般情况下依据有腰痛加腿痛、压痛、放射痛等症状，结合病史、临床表现与体征，可以初步考虑腰椎间盘突出症的可能，再配合X线片、CT或MRI、肌电图、脊髓造影所见做出诊断，突出的间隙也易于定位。

1.症状与体征诊断要点　椎间盘突出症临床诊断的主要依据有：

（1）腿痛重于腰痛，并呈典型坐骨神经分布区疼痛，或伴有麻木。

（2）直腿抬高试验阳性及直腿抬高加强试验阳性、屈颈试验阳性。

（3）具有肌肉萎缩、运动无力、反射减弱、感觉减退四种神经体征中的两种。

2.辅助检查诊断要点　X线片、脊髓造影、CT或MRI等影像学检查，肌电图检查对诊断有重要参考价值。

（1）腰椎X线片：部分患者可显示椎间盘突出的一些间接征象，如生理前凸平浅或消失，甚至后凸、椎间隙变窄、骨质增生等。还可据此排除或鉴别诊断与腰椎疾患相关的疾病。

（2）造影检查：对腰椎间盘突出症的诊断符合率较高，但有一定的副作用。

（3）CT扫描：可直接显示椎间盘突出物的位置、大小、形状及其与周围结构的关系，可显示硬膜囊和（或）神经根受压变形、移位、消失的压迫征象，还可显示黄韧带肥厚、椎体后缘骨赘、小关节突增生、中央椎管及侧隐窝狭窄等伴发征象。

（4）MRI检查：对软组织的分辨率较CT高，能清楚地显示椎间盘退变、突出状态和椎管内硬膜囊神经根受压状态，对腰椎间盘突出症的诊断价值较大。

□ 主要治疗方法

● 针灸治疗

可以直接刺激腰阳关穴、承扶穴、夹脊穴等穴位,使腰椎的肌肉放松,达到加强腰椎肌肉力量,保护椎间盘,减轻椎间盘突出髓核对神经的压迫。当压迫神经根,造成下肢疼痛时。针灸的穴位可以在下肢放射痛的腿上,找止痛或缓解疼痛穴位,比如足三里、承山穴等。

● 手法治疗

1. 中医手法治疗推拿和按摩可以减轻椎间盘的压力,使痉挛的肌肉松弛。

2. 西式手法治疗采用不同的辅助运动或被动生理运动,对腰椎棘突或关节侧进行推压、震动以及腰椎的旋转、牵拉等手法,操作时可同进采用几种手法,并根据患者病情应用Ⅰ、Ⅱ、Ⅲ、Ⅳ力度。

● 牵引治疗

腰椎间盘突出症的牵引疗法是应用力学中作用力与反作用力之间的关系,通过特殊的牵引装置来达到治疗目的的一种方法。固定和制动腰部作用、松弛腰背部肌肉、恢复腰椎的正常力线、改善突出物与神经之间的关系。

● 物理因子疗法

短波、超短波疗法,间动电疗法,超刺激电流疗法等理疗方法可以缓解疼痛。

● 药物治疗

1. 西药治疗

(1)疼痛症状严重的患者可口服抗炎和止痛药物。

(2)在腰椎间盘突出症急性期,脊神经根处水肿较为明显,可静脉滴注类固醇类药物,口服氢氯噻嗪类利尿剂,静脉加压滴注甘露醇脱水剂。

2. 中药治疗

● 局部封闭疗法

常用的封闭穴位：有三焦俞、肾俞、大肠俞、志室、足三里、环跳、委中、承山等穴位。常用的方法：2%盐酸鲁卡因注射液4毫升，加醋酸泼尼松1毫升，混匀后，分注于上述穴位中的3~4个穴位。维生素B_{12}注射液1~3毫升，分注于上述穴位中的3~4个穴位。

● SDS非手术脊柱减压系统

SDS非手术脊柱减压系统能使得引起椎间盘源性疼痛的椎间盘回纳，在治疗椎间盘疼痛之外，让水分和营养物质渗透到椎间盘，达到营养椎间盘和修复椎间盘及周围组织的功效。

● 手术治疗

中央型突出有马尾神经综合征、括约肌功能障碍者，有明显的神经受累表现者；腰腿痛症状严重，反复发作，经半年以上非手术治疗无效，且病情逐渐加重，影响工作和生活者。都应该进行手术治疗。

1. 中药汤剂：独活寄生汤。

【药方】独活9 g，桑寄生、杜仲、牛膝、细辛、秦艽、茯苓、肉桂、防风、川芎、人参、甘草、当归、芍药、干地黄各6 g。另据患者临床症状不同，辨证予以方药加减：如疼痛剧烈者，酌加延胡索、徐长卿、乌药等；风湿偏重者，酌加豨莶草、木瓜、忍冬藤等；偏于肝肾亏虚者，加黄精、骨碎补等。

【用法】每日1剂，分2次温服。

【功效】祛风湿止痹痛，补肝肾益气血。

2. 中成药：腰痛宁胶囊。

【药方】马钱子粉（调制）、土鳖虫、川牛膝、甘草、麻黄、乳香（醋制）、没药（醋制）、全蝎、僵蚕（麸炒）、麸炒苍术。

【功效】消肿止痛，疏散寒邪，温经通络。

【主治】用于寒湿瘀阻经络所致的腰椎间盘突出症、坐骨神经痛、腰肌劳损、腰肌纤维炎、风湿性关节痛，症见腰腿痛、关节痛及肢体活动受限者。

【用法】黄酒兑少量温开水送服。一次 4~6 粒，一日 1 次。睡前半小时服或遵医嘱。

☐ 居家康复

●居家康复注意事项

1. 采取适宜的体位姿势　在椎间盘突出的急性期，避免屈髋、屈膝或躯体前倾的坐姿。如必须坐起时，躯干应置于后倾位（约 120°），并且有靠垫支撑腰椎。当屈髋、屈膝坐姿时，椎间盘内压增加 50%，如果躯干再前倾的话，椎间盘内压变成原来的两倍。椅背后倾 120°，且以 125 px 厚的衬垫支持腰椎的半卧位姿势，对椎间盘的压力是最小的。

2. 卧床休息和适度运动　在椎间盘突出的急性期，卧床休息可缓解疼痛，且有利于损伤组织的愈合，但是应该经常起床，做短暂的站立、行走和适度的运动。不宜采取绝对的完全卧床方法。

腰椎间盘突出症患者应积极配合运动疗法，以提高腰背肌肉张力，改变和纠正异常力线，增强韧带弹性，活动椎间关节，维持脊柱正常形态。

●锻炼方法

1. 早期练习方法　腰背肌练习：①五点支撑法：仰卧位，用头、双肘及双足跟着床，使臀部离床，腹部前凸如拱桥，稍倾放下，重复进行。②三点支撑法：在前法锻炼的基础上，待腰背稍有力量后改为三点支撑法。仰卧位，双手抱头，用头和双足跟支撑身体抬起臀部。③飞燕式：俯卧位，双手后伸置臀部，以腹部为支撑点，胸部和双下肢同时抬起离床，如飞燕，然后放松。

2. 恢复期练习方法

（1）体前屈：练习身体直立，双腿分开，两足同肩宽，以髋关节为轴，上体尽量前倾，双手可扶于腰两侧，也可自然下垂，使手向地面接近。做 1~2 分钟，还原。重复 3~5 次。

（2）体后伸：练习身体直立，双腿分开，两足同肩宽。双手托扶于臀部或腰间，上体尽量伸展后倾，并可轻轻震颤，以加大伸展程度。维持 1~2 分钟后还原，重复 3~5 次。

（3）体侧弯：练习身体开立，两足同肩宽，两手叉腰。上体以腰为轴，先向左侧弯曲，还原中立，再向右侧弯曲，重复进行并可逐步增大练习幅度。重复 6~8 次。

（4）弓步行走：右脚向前迈一大步，膝关节弯曲，角度大于 90°，左腿在后绷直，此动作近似武术中的右弓箭步。然后迈左腿成左弓步，左右腿交替向前行走，上体直立，挺胸抬头，自然摆臂。每次练习 5~10 分钟，每天 2 次。

（5）后伸双腿：练习双手扶住床头或桌边，挺胸抬头，双腿伸直交替后伸摆动，要求摆动幅度逐渐增大，每次 3~5 分钟，每天 1~2 次。

（6）提髋练习：身体仰卧，放松。左髋及下肢尽量向身体下方送出，同时右髋右腿尽量向上牵引，使髋骶关节做大幅度的上下扭动，左右交替，重复 1~8 次。

（7）蹬足：练习仰卧位，右髋、右膝关节屈曲，膝关节尽量接近胸部，足背勾紧，然后足跟用力向斜上方蹬出，蹬出后将大小腿肌肉收缩紧张一下，约 5 秒钟。最后放下还原，左右腿交替进行，每侧下肢做 20~30 次。

（8）伸腰：练习身体直立，两腿分开，两足同肩宽，双手上举或扶腰，同时身体做后伸动作，逐渐增加幅度，并使活动主要在腰部而不是髋骶部。还原，休息再做，重复 8~10 次，动作要缓慢，自然呼吸不要闭气，适应后可逐渐增加练习次数。

（9）悬腰：练习两手悬扶在门框或横杠上，高度以足尖刚能触地为宜，使身体呈半悬垂状，然后身体用力，使臀部左右绕环交替进行。疲劳时可稍事休息，重复进行 3~5 次。

急性腰痛

对于急性腰痛的理解，大多数人认为是不良动作或者过度负荷所造成的腰部软组织拉伤甚至关节错位，其实引起急性腰痛的原因很多，不只限于外伤。急性腰痛的产生一定不是偶然的。

❑ 主要病因

急性腰痛在临床急诊中非常多见，引起急性腰痛的病因比较多，主要包括骨科和泌尿系统疾病。骨科疾病可以从以下几个方面考虑。

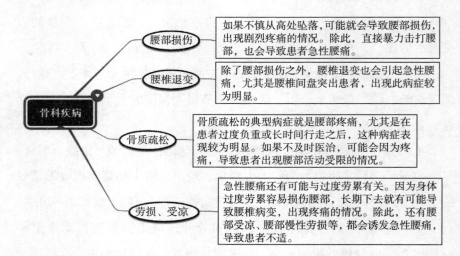

骨科疾病

- **腰部损伤**：如果不慎从高处坠落，可能就会导致腰部损伤，出现剧烈疼痛的情况。除此，直接暴力击打腰部，也会导致患者急性腰痛。
- **腰椎退变**：除了腰部损伤之外，腰椎退变也会引起急性腰痛，尤其是腰椎间盘突出患者，出现此病症较为明显。
- **骨质疏松**：骨质疏松的典型病症就是腰部疼痛，尤其是在患者过度负重或长时间行走之后，这种病症表现较为明显。如果不及时医治，可能会因为疼痛，导致患者出现腰部活动受限的情况。
- **劳损、受凉**：急性腰痛还有可能与过度劳累有关。因为身体过度劳累容易损伤腰部，长期下去就有可能导致腰椎病变，出现疼痛的情况。除此，还有腰部受凉、腰部慢性劳损等，都会诱发急性腰痛，导致患者不适。

对于临床出现的急性腰痛，首先要排除泌尿系统疾病，然后再考虑骨科的疾病。

❑ 主要表现

临床常见的夜间突发的腰背部明显的酸痛、胀痛，要考虑泌尿系结石或泌尿系统感染，一般表现为腰背部的明显酸胀疼痛，伴有恶心、呕吐、尿频、尿急、尿痛等。

□ 诊断与鉴别诊断

● 诊断

1.CT 检查　可清晰显示椎体前、后缘的骨赘，硬脊膜囊、脊髓、神经根的受压部位和程度，测得椎管前后径和横径，还能了解椎间孔和横突孔有无狭小，椎板有无肥厚等。

2.X 线片　普通 X 线摄片应作为诊断腰椎间盘突出的常规检查，是其他影像学检查的基础。一般需摄正位、侧位和左右斜位片，必要时加摄颈部前屈和后伸时的侧位片。正位片可能见到椎间隙狭窄、钩椎关节骨质增生，椎弓根增粗。侧位片可发现颈椎生理前凸消失，椎体前后缘形成骨唇，椎间隙狭窄和椎管狭窄。斜位片可判定椎间孔的情况。

3.磁共振　可清晰显示间盘组织后突，压迫硬脊膜囊和脊髓的情况，以及有无静脉回流受阻、受压，局部脊髓内有无囊性病变等情况。

4.血液检查　怀疑有结核、强直性脊柱炎者需行 ESR（红细胞沉降率）、ASO（抗链球菌溶血素"O"）、RF（类风湿因子）、CRP（C 反应蛋白）检查。

5.其他检查　对怀疑有骨质增生、心脏病等疾病的患者，配合骨密度检查、心电图检查等排除该疾病。通过症状、体位、X 线片，仍不能明确诊断的某些疾病，则采取 CT 检查，要进一步了解腰部软组织、韧带、椎间盘及内容物的情况，必要时可考虑做 MRI 检查。

● 鉴别诊断

1.肾结石、输尿管结石　肾结石导致的腰痛大多很剧烈，而且多向大腿内侧放射，严重时会伴有大汗及恶心的症状。

2.泌尿系统感染　肾盂肾炎的腰痛多为一侧，此外，还伴有发热、肾区叩击痛、血尿、尿频、尿急、尿痛等症状。

3.肾炎及肾病综合征　患者常伴有腰部的隐隐不适和腰酸、腰痛，但这种腰痛远不如肾盂肾炎及肾结石引起的疼痛强烈。

❒ 主要治疗方法

● 药物治疗

长时间不运动或局部出现炎症而引起腰部损伤，此时建议选用口服或外敷的活血化瘀药品治疗，这些药物有利于消肿止痛和促进血液循环，对缓解腰部疼痛很有帮助。可选用舒筋活血片，口服一次 5 片，一日 3 次。

● 针灸治疗

针刺腰痛穴，使用 1~1.5 寸毫针，选取手背第 2、3 掌骨及第 4、5 掌骨间腕横纹及掌指关节中点，一手选取两穴，采取捻转法进针，以患者出现酸麻感为宜，之后加用电针并选择疏密波，电波强度以患者可耐受为度，进针后留针 20 分钟。出针后指导患者缓慢站立，之后逐渐活动腰部，进行左右旋转、前屈后伸、下蹲等运动，持续 15 分钟，每天 3~4 次。

● 牵引治疗

通过缓解肌肉紧张或痉挛的状况，有效减轻腰部疼痛的症状。

● 物理疗法

通过调整低、中、高频电疗来兴奋腰部的神经细胞，有很好的消炎、镇痛作用。此外，超声波、短波疗法等方法也可以有效地缓解局部肌肉过于紧绷的状态，从而缓解急性腰痛。

● 针刀治疗

通过针刀松解有关肌群，改善肌群的力平衡失调，解除肌肉、韧带、关节囊等产生的无菌性炎症，从而缓解疼痛。

● 手法复位

手法整复是本病的有效疗法。若诊断明确，施行手法后即可得到立竿见影的疗效。常用的方法是侧卧位扳腰法或坐位腰部扳推法，即可解除嵌顿和绞锁。

● 手术治疗

很多急性腰痛患者是由于腰椎间盘突出等疾病，而引起腰部的疼痛，通过手术可以将多余的骨刺切除，从而缓解或治愈严重的腰部酸痛症状。

●卧床休息、放松、按摩

发现急性腰痛的情况，应及时卧床休息等，应注意保暖，保持情绪稳定、适当按摩患处，以适当减轻急性期痛楚。

□ 居家康复

●居家康复注意事项

1.康复介入时间宜早，开始康复治疗的时间越早越好。一般来说，只要病情稳定且无其他严重合并疾病，如心肌梗死、上消化道出血、肺部感染、肾功能不全等，即可进行康复治疗。

2.训练量要适度，开始康复训练时，训练强度要由小到大，使患者有一个适应的过程。以不加剧患者的疼痛为度。

3.注意日常保健，规律起居，避免久坐久站，避免弯腰及过度劳累。若在康复过程中出现其他疾病，如感冒、发热、胸闷等，则应暂停康复治疗，必要时与医生取得联系。

●锻炼方法

1.放松训练　仰卧位，闭上双眼，做深而慢的呼吸，让全身放松。

2.骨盆斜抬运动　仰卧位，双膝屈曲，臀部用力夹紧，收缩腹部，压迫下背部紧贴床板，再抬高臀部。可增强臀肌和腹肌力量，减少腰椎前屈。

3.单侧抱膝运动　仰卧位，双膝屈曲，臀部用力夹紧，收缩腹部，再双手抱单膝靠近胸部，然后回复至原来位置，重复5次，换另一侧膝部。此运动可牵拉下背部、髋部肌肉。

4.双侧抱膝运动　平躺屈膝，抱双膝触胸，慢放于床上，双臂向前伸直，保持骨盆略斜姿势，使上半身慢慢后仰躺下，再慢慢坐起，重复5次。

5.坐位前屈运动　坐在椅子上，双足平放于地板上，双手于体侧自然下垂。夹紧双臀，收缩腹部，使下背部紧贴椅背，然后向前弯腰，双手着地，再回复至原来姿势，重复5次。可强化背肌肌力，牵拉下背部及膝后方肌肉。

6. 马步下蹲运动　站在椅子后，手扶椅背，夹紧双臀，收缩腹部，尽量下蹲，再慢慢站起，重复 5 次。可强化臀部肌肉及下肢肌肉肌力。

7. 弓步前推运动　双脚前后分开，身体向前倾，可牵拉跟腱及膝后肌肉，双腿交换，重复 5 次。

8. 飞燕式背肌强化运动　俯卧位，上部躯干抬起 5 次，然后双膝伸直，尽量上抬下肢 5 次。

9. 腰部伸展运动　俯卧位，双手后伸至臀部，以臀部为支撑点，胸部和双下肢同时抬起离床，然后放松，重复 5 次。可增强腰肌力量。

10. 拱桥式训练法　患者仰卧于床上，双腿屈曲，以双足、双肘和后头部为支点用力将臀部抬高，然后缓慢放下，重复 5 次。可增强腰肌力量。

股骨头坏死

股骨头是人体关节的一个重要组成部分，也就是我们通常所说的胯骨轴，位于大腿的根部，是完成下蹲、弯腰活动所必需的关节，其主要功能为负重。

各种原因引起股骨头的血供减少、不能及时代偿时，会造成股骨头的供血障碍，从而出现因缺血导致的骨质吸收、破坏、塌陷等。股骨头缺血坏死是骨科常见的难治病，致残率很高，股骨头坏死目前已由少见病转变为多发病、常见病，我国每年的新发病例在 15 万 ~20 万。

本病属于中医学的"骨蚀""骨痿""骨痹""髋骨痹""历节风"等范畴。现代众多的学者或专家对该病进行了多种中医辨证分型工作，提出了不同的分型思想。在这些分型中出现了不同的观点或理念，其中最常见的为气滞血瘀、痰瘀阻络、肝肾亏损等证型。

股骨头坏死常因股骨颈骨折、酗酒、应用激素等引起，早期没有特殊的临床症状，可以表现为髋关节、大腿内侧、腹股沟等处隐痛、钝痛、活动后加重。股骨头坏死有时还表现为患侧膝关节及大腿外侧疼痛，即

"髋病膝痛"，易被误诊为膝关节炎或关节损伤，实际是股骨头坏死导致的放射痛。

❏ 主要病因

1. 创伤导致股骨头坏死　如外力撞击引起股骨颈骨折、髋关节脱位、髋关节扭挫伤等。创伤是造成股骨头坏死的主要因素，但创伤性股骨头缺血坏死发生与否、范围大小，主要取决于血管破坏程度和侧支循环的代偿能力。

2. 药物导致股骨头坏死　由于大量或长期使用激素，导致激素在机体内积蓄而发病，这是早期的一种说法。近期有学者认为，股骨头坏死的发生与激素使用的种类、剂型、给药途径有直接关系，与激素的总量及时间并不成正比。但长期大量使用激素或日使用量过大、剂量增减突变也是发生股骨头坏死的原因之一。

3. 酒精刺激导致股骨头坏死　由于长期大量饮酒而造成酒精在体内蓄积，导致血脂增高和肝功能的损害。血脂的升高，造成血液黏稠度增高，血流速度减缓，因而可使血管堵塞、出血或脂肪栓塞，导致骨坏死。临床表现为酒后加重、行走鸭子步、心衰、乏力、腹痛、恶心呕吐等。

4. 风、寒、湿导致股骨头坏死　临床表现为髋关节疼痛、遇寒湿则加重、下蹲困难。

5. 肝肾亏虚导致股骨头坏死　表现为全身消瘦、面黄、阳痿、早泄、多梦、遗精、乏力等。

6. 骨质疏松导致骨坏死　临床表现为下肢酸软无力、疼痛、不能负重、易骨折。

7. 扁平髋导致骨坏死　临床表现为行走鸭子步、下肢短、肌肉萎缩，行50米左右疼痛逐渐加重，功能受限等。

8. 骨髓异常增生导致骨坏死　表现为患肢寒冷、酸痛、不能负重、易骨折、骨明显萎缩等。

9. 骨结核合并骨坏死　表现为结核试验阳性，午后低热、痛有定处、消瘦、盗汗、乏力等。

10. 手术后骨坏死　骨移植、血管移植三年后，骨血液供应不足而引起骨股头坏死。

此外，还有气压性、放射性、血液病性疾病，均可引起股骨头坏死。在以上诸多因素中，以局部创伤、滥用激素药、过量饮酒引起的股骨头坏死多见。其共同的核心因素是各种原因引起的股骨头血液循环障碍，导致骨细胞缺血、变性、坏死。

□ 主要表现

通过坏死部位的大小范围和不同的形状可以分为以下几种。

1. 股骨头核心坏死　指股骨头的核心大块骨坏死，死骨吸收后，全部为结缔组织充填，形成一个大的"囊腔"，但其中充满纤维结缔组织，股骨头塌陷并不严重。

2. 股骨头中心锥形坏死　为持重区骨坏死，正位片仅见股骨头中心相对骨密度增高，周围有死骨吸收带和外围新生骨带，晚期头顶塌陷。

3. 股骨头顶半月状坏死　该类坏死常发生于股骨头前上方，死骨呈半月状，随着肉芽组织对死骨吸收。

4. 股骨头多发小灶性骨坏死　该类型病例可偶然见到，表现为股骨头增大，股骨头内均匀骨化，无骨小梁结构，绝对骨密度增高，可以看见多个小的低密度灶，为小灶性骨坏死吸收区。

5. 股骨头全坏死　指股骨头从关节边缘全坏死。头下型股骨颈骨折可引起股骨头全坏死，头逐渐缩小，但关节面仍保持完整，激素性股骨头坏死，头关节软骨下可形成壳状骨折片。

□ 诊断

Ⅰ期（前放射线期）　此期约有 50% 的患者可出现轻微髋痛，负重时加重。查体：髋关节活动受限，以内旋活动受限最早出现，强力内旋时髋关节疼痛加重。X 线显示：可为阴性，也可见散在性骨质疏松或骨小梁界限模糊。

Ⅱ期（坏死形成，头变扁前期）　临床症状明显，且较Ⅰ期加重。X线片显示：股骨头广泛骨质疏松，散在性硬化或囊性变，骨小梁紊乱、中断，部分坏死区，关节间隙正常。

Ⅲ期（移行期）　临床症状继续加重。X线片显示：股骨头轻度变扁，塌陷在2毫米以内，关节间隙轻度变窄。

Ⅳ期（塌陷期）　临床症状较重。下肢功能明显受限，疼痛多缓解或消失，患肢肌肉萎缩。X线片显示：股骨头外轮廓和骨小梁紊乱、中断，有半月征，塌陷大于2毫米，有死骨形成，头变扁，关节间隙变窄。

Ⅴ期（骨关节炎期）　临床症状类似骨性关节炎表现，疼痛明显，关节活动范围严重受限。X线片显示：股骨头塌陷，边缘增生，关节间隙融合或消失，髋关节半脱位。

正确的诊断和分期，对决定治疗方法和治疗效果有密切的关系。早期治疗可防止骨坏死的股骨头塌陷。如果在X线上发现或怀疑有骨坏死，可继续做磁共振（MR）或CT扫描。但以上两种检查费用较高，故一般建议患者拍骨盆正位X线片即可，或加拍双侧髋部X线片，屈髋至90°外展位髋关节片。

❑ 主要治疗方法

●一般治疗

及时终止不良习惯及因治疗引起股骨坏死的原发因素，如终止饮酒，减少或停止激素应用等，治疗贫血、痛风、类风湿，认真处理髋关节的脱臼和骨折等。在病变进展期需短期卧床，以避免股骨头负重受压，有利于病变恢复，在卧床情况下，做髋关节的伸屈、外展、内收活动锻炼，有利于血液循环的恢复。

●皮牵引

牵引时应使患肢处于外展内旋位。这样既可缓解周围软组织的痉挛，又能增加髋臼对股骨头的包容量，使压力平均分布，避免应力集中而致股骨头坏死加重或塌陷变形。牵引重量宜适中，因人而异，对一般成人掌握在 4 千克。每天牵引 1 次，持续 3~4 小时。

● 中医治疗

根据中医辨证以及疾病的不同发展阶段，使用活血化瘀或补益肝肾的中药等。用于治疗股骨头坏死的常用中药包括牛膝、骨碎补、淫羊藿、红花等。这些药物可以促进股骨头内的血液循环，增加股骨头血液供应，促进股骨头内的骨质修复。

● 手术治疗

手术治疗方案需要结合患者实际，根据病症严重程度，进行个性化治疗。包括岩芯减压术、带血管蒂骨瓣植骨术、截骨术、关节置换术、再生医学治疗等方式。

● 物理治疗

电刺激有成骨作用，能促进骨折愈合。其机制可能与骨具有压电效应及电刺激能模拟生物信号有关。电刺激治疗可在手术期间使用，并直接应用于受损区域，或者可以通过附着在皮肤上的电极进行管理。

● 西药

1.布洛芬缓释胶囊　口服。成人，一次 1 粒，一日 2 次（早晚各一次）。儿童用量请咨询医师或药师。

2.双氯芬酸钠缓释片　口服：一次 0.1 g（1 片），一日 1 次，或遵医嘱。晚餐后用温开水送服，需整片吞服，不要弄碎或咀嚼。

● 中药

1.通络生骨胶囊

【药方】木豆叶

【用法】口服，一次 4 粒，一日 3 次。

【功效】活血健骨，化瘀止痛。用于骨头缺血性坏死，表现为髋部活动受限，疼痛，跛行，肌肉萎缩，腰膝酸软，乏力倦怠，舌质偏红或有瘀斑，脉弦等症状。

2. 仙灵骨葆胶囊

【药方】淫羊藿、续断、丹参、知母、补骨脂、地黄。

【用法】口服,一次3粒,一日2次。4~6周为一个疗程。或遵医嘱。

【功效】滋补肝肾,接骨续筋,强身健骨。用于骨质疏松和骨质疏松症,骨折、骨关节炎、骨无菌性坏死等。

❏ 居家康复

● 锻炼方法

1. 盘腿打坐　股骨头坏死患者可通过盘腿打坐的方式进行康复锻炼。具体的方法是患者双腿盘坐,两只手按住两只膝盖,稍微用力地向下按压。按压的过程一定要用力较轻,避免骨折。每天坚持做此动作,便可以尽快地恢复健康。

2. 单腿站立　股骨头坏死患者刚做完手术时,可能会出现站立不稳的情况,为了尽快恢复正常的活动,可通过单腿站立的方式锻炼。这种锻炼方式很简单,只需要单腿站立,并保持一定的时间即可。这种康复锻炼的方式需要患者结合自身的情况而定,不需要太过勉强,以免引起关节疼痛。

3. 卧位分合运动　患者仰卧在床上,将两条腿并拢合紧,然后张开,再合并,重复数次。这个动作可以锻炼腿部的肌肉,每天坚持便可促进腿部肌肉的血液循环,使其更有力量,从而有效地改善股骨头坏死问题。

类风湿关节炎

类风湿关节炎是一种以慢性侵蚀性关节炎为特征的全身性自身免疫病。病变特点为滑膜炎,以及由此造成的关节软骨和骨质破坏,最终导致关节畸形。如果不经过正规治疗,约75%的患者可能会在3年内出现残疾。

□ 主要病因

发病原因尚不明确，一般认为与遗传、感染、性激素等因素密切相关。主要病理改变为滑膜炎，表现为滑膜增生和炎性细胞浸润。类风湿关节炎的滑膜改变可分为炎症期、血管翳形成期和纤维化期。血管翳形成是类风湿关节炎滑膜的重要病理特征，在类风湿关节软骨和骨破坏过程中发挥重要作用。关节外的主要病理基础为血管炎。类风湿结节是类风湿关节炎的特征性表现，结节中心为类纤维素样坏死组织，周围有"栅状"排列的组织细胞、成纤维细胞及巨噬细胞等。

□ 主要表现

类风湿关节炎临床表现多样，多数为缓慢隐匿起病，少数急性起病，发作与缓解交替出现。

1. 关节表现 受累关节的症状表现对称性、持续性关节肿胀和疼痛，常伴有晨僵。受累关节以近端指间关节、掌指关节、腕、肘和足趾关节最为多见。同时，颈椎、颞颌关节、胸锁关节和肩锁关节也可受累。中、晚期的患者可出现手指的"天鹅颈"及"纽扣花"样畸形，关节强直和掌指关节半脱位，表现为掌指关节向尺侧偏斜。

2. 关节外表现

（1）类风湿结节：多见于关节突起部及经常受压处，无明显压痛，不易活动。类风湿结节也可发生在内脏，如心包表面、心内膜、中枢神经系统、肺组织及巩膜等。

（2）血管炎：可影响各类血管，以中、小动脉受累多见。可表现为指端坏疽、皮肤溃疡、外周神经病变、巩膜炎等。

（3）心脏：心包炎、非特异性心瓣膜炎、心肌炎。

（4）胸膜和肺：胸膜炎、肺间质纤维化、肺类风湿结节、肺动脉高压。

（5）肾：膜性及系膜增生性肾小球肾炎、IgA 肾病及淀粉样变性等。

（6）神经系统：感觉型周围神经病、混合型周围神经病，多发性单神经炎及嵌压性周围神经病。

（7）造血系统：类风湿关节炎患者可出现正细胞正色素性贫血，疾病活动期血小板升高。

3. 特殊类型的类风湿关节炎

（1）老年类风湿关节炎：指在 60 岁以后发病的类风湿关节炎。与年轻患者发病的类风湿关节炎相比，老年患者风湿关节炎多为急性发病，常伴全身症状如发热、体重下降和乏力等。部分患者可出现类似风湿性多肌痛样的临床表现。近端肢体关节，尤其是肩关节受累较突出，类风湿结节少见。病情活动度往往较高，晨僵更明显，类风湿因子（RF）多为阴性。

（2）血清阴性类风湿关节炎：指类风湿因子及抗瓜氨酸化蛋白抗体（ACPA）均为阴性的类风湿关节炎。骨侵蚀及关节外表现轻于血清阳性类风湿关节炎患者。对治疗反应好，预后良好。

（3）回纹型风湿症：又称反复型风湿症。该病多见于 30~60 岁，以关节红、肿、热、痛间歇发作为特征。间歇期无任何症状，发作无明确规律。该病反复发作，但不会发生明显关节损害，一部分患者可发展为典型的类风湿关节炎。

（4）缓解性血清阴性对称性滑膜炎伴凹陷性水肿综合征：亦称RS3PE，主要表现为对称性腕关节、屈肌腱鞘及手小关节的急性炎症，伴手背部可凹性水肿。类风湿因子呈持续阴性，且有发生肿瘤疾病的风险，对多种非甾体抗炎药反应差，短期应用激素可迅速改善症状，但仍可留有后遗症，包括腕和手指的屈曲挛缩等。

（5）Felty 综合征：为血清阳性类风湿关节炎患者的系统并发症之一，病程多在 10 年以上，女性占 2/3，常伴有高效价的类风湿因子。临床主要表现为类风湿关节炎、白细胞减少、贫血、血小板减少、淋巴结肿大、脾大，也会伴有发热、乏力、食欲减退、体重下降等全身表现。

（6）成人斯蒂尔病：该病特点是以高热、一过性皮疹、关节炎为主要临床表现，伴有肝脾及淋巴结肿大，白细胞明显增高。实验室检查

轻轻松松应对常见疾病

提示血清铁蛋白明显升高，抗核抗体、类风湿因子常阴性，若类风湿因子阳性，则提示可能发展为类风湿关节炎。

□ 诊断与鉴别诊断

● 诊断

1. 常规检查

（1）血常规：约30%的类风湿关节炎患者合并贫血，多为正细胞正色素性贫血。病情活动期血小板升高。少数情况下有白细胞降低，如Felty综合征。

（2）大多数类风湿关节炎患者在活动期血沉增快及C反应蛋白升高，病情缓解时可恢复正常。

2. 自身抗体

（1）类风湿因子（RF）：75%~85%的患者血清类风湿因子阳性，并与病情和关节外表现相关。

（2）抗瓜氨酸化蛋白抗体（ACPA）：抗瓜氨酸化蛋白抗体是一类针对含有瓜氨酸化表位的自身抗体的总称，对类风湿关节炎的诊断具有很高的敏感性和特异性，并与类风湿关节炎的病情和预后密切相关。

3. 滑液检查　类风湿关节炎患者的关节液一般呈炎性特点，白细胞总数可达（10~10 000）×10^9/L，细胞分类以中性粒细胞为主。

4. 影像学检查

（1）X线检查：早期X线表现为关节周围软组织肿胀及关节附近骨质疏松；随病情进展可出现关节面破坏、关节间隙狭窄，关节融合或脱位。

（2）磁共振成像（MRI）：磁共振成像在显示病变方面优于X线片，近年来越来越多地应用到类风湿关节炎的诊断中。磁共振成像可显示关节炎性反应初期出现的滑膜增厚、骨髓水肿和轻度关节面侵蚀，有益于类风湿关节炎的早期诊断。

（3）超声：高频超声能清晰显示关节腔、关节滑膜、滑囊、关节腔积液、关节软骨厚度及形态等，彩色多普勒血流显像（CDFI）和彩色多普勒能量图（CDE）能直观地检测关节组织内血流的分布，反映滑膜增生的情况，并具有很高的敏感性。超声检查还可以动态判断关节积液量的多少和与体表的距离，用以指导关节穿刺及治疗。

● 鉴别诊断

应注意与骨关节炎、痛风性关节炎、反应性关节炎、银屑病关节炎和其他结缔组织病（系统性红斑狼疮、干燥综合征、硬皮病等）所致的关节炎相鉴别。

❐ 主要治疗方法

治疗的目的在于控制病情，改善关节功能和预后。应强调早期治疗、联合用药和个体化治疗的原则。治疗方法包括一般治疗、药物治疗、外科手术和其他治疗等。

● 一般治疗

强调患者教育、整体和规范治疗的理念。适当的休息、理疗、体疗、外用药、正确的关节活动和肌肉锻炼等对于缓解症状、改善关节功能具有重要作用。

● 药物治疗

1. 非甾体抗炎药　这类药物主要通过抑制环氧合酶（CO_X）活性，减少前列腺素合成而具有抗炎、止痛、退热及减轻关节肿胀的作用，是临床最常用的类风湿关节炎治疗药物。非甾体消炎药对缓解患者的关节肿痛，改善全身症状有重要作用。常用药物为布洛芬，口服，成人一次1粒，一日2次（早晚各一次）。儿童用量请咨询医师或药师。

2. 抗风湿药　该类药物较非甾体抗炎药发挥作用慢，需服用1~6个月，故又称慢作用抗风湿药。这些药物可延缓或控制病情的进展。

（1）氨甲蝶呤：口服、肌内注射或静脉注射均有效，每周给药1次。必要时可与其他改善病情抗风湿药联用。常用剂量为7.5~20 mg/周。常见的不良反应有恶心、口腔炎、腹泻、脱发、皮疹及肝损害，少数出现骨髓抑制。偶见肺间质病变。服药期间应适当补充叶酸，定期查血常规和肝功能。

（2）来氟米特：剂量为 10~20 mg/d，口服。主要用于病情重及有预后不良因素的患者。主要不良反应有腹泻、瘙痒、高血压、肝酶增高、皮疹、脱发和白细胞下降等。因为有致畸作用，故孕妇禁服。服药期间应定期查血常规和肝功能。

（3）柳氮磺吡啶：可单用于病程较短及轻症类风湿关节炎，或与其他改善病情抗风湿药联合治疗病程较长或中度及重症患者。一般服用 4~8 周后起效。从小剂量逐渐加量有助于减少不良反应。可每次口服 250~500 mg 开始，每日 3 次，之后渐增至 750 mg，每日 3 次。如疗效不明显可增至每日 3g。主要不良反应有恶心、呕吐、腹痛、腹泻、皮疹、转氨酶增高，偶有白细胞、血小板减少，对磺胺过敏者慎用。服药期间应定期查血常规和肝功能、肾功能。

（4）羟氯喹：可用于病程较短、病情较轻的患者。对于重症或有预后不良因素者应与其他改善病情抗风湿药合用。该药起效缓慢，服用后 2~3 个月见效。用法为羟氯喹 200 mg，每天 2 次。用药前和治疗期间应每年检查 1 次眼底，以监测该药可能导致的视网膜损害。

注意：临床上对于类风湿关节炎患者应强调早期应用改善病情抗风湿药。病情较重，有多关节受累，伴有关节外表现或早期出现关节破坏等预后不良因素者应考虑 2 种或 2 种以上改善病情抗风湿药的联合应用。主要联合用药方法包括氨甲蝶呤、来氟米特、羟氯喹及柳氮磺吡啶中任意 2 种或 3 种联合。应根据患者的病情及个体情况选择不同的联合用药方法。

3. 生物制剂　是目前积极有效控制炎症的主要药物，减少骨破坏，减少激素的用量和骨质疏松。治疗类风湿关节炎的生物制剂主要包括肿瘤坏死因子（TNF）-α 拮抗剂、白细胞介素（IL）-1 和 IL-6 拮抗剂、抗 CD20 单抗以及 T 细胞共刺激信号抑制剂等。

（1）肿瘤坏死因子 -α 拮抗剂：该类制剂主要包括依那西普、英夫利西单抗和阿达木单抗。与传统的改善病情抗风湿药相比，肿瘤坏死因子-α 拮抗剂的主要特点是起效快、抑制骨破坏的作用明显、患者总体耐受性好。这类制剂可有注射部位反应或输液反应，可能有增加感染和肿瘤的风险，偶有药物诱导的狼疮样综合征以及脱髓鞘病变等。用药前应进行结核筛查，除外活动性感染和肿瘤。

（2）白介素 -6 拮抗剂：主要用于中重度类风湿关节炎，对肿瘤坏死因子-α 拮抗剂反应欠佳的患者可能有效。常见的不良反应是感染、胃肠道症状、皮疹和头痛等。

（3）白介素 -1 拮抗剂：阿那白滞素是目前唯一被批准用于治疗类风湿关节炎的 IL-1 拮抗剂。其主要不良反应是与剂量相关的注射部位反应及可能增加感染概率等。

（4）抗 CD20 单抗：利妥昔单抗主要用于肿瘤坏死因子-α 拮抗剂疗效欠佳的活动性类风湿关节炎。常见的不良反应是输液反应，静脉给予糖皮质激素可将输液反应的发生率和严重度降低。其他不良反应包括高血压、皮疹、瘙痒、发热、恶心、关节痛等，可能增加感染概率。

（5）细胞毒 T 淋巴细胞相关抗原 4- 免疫球蛋白：阿巴西普用于治疗病情较重或肿瘤坏死因子-α 拮抗剂反应欠佳的患者。主要的不良反应是头痛和恶心，可能增加感染和肿瘤的发生率。

4. 糖皮质激素　能迅速改善关节疼痛和全身症状。在重症类风湿关节炎伴有心、肺或神经系统等受累的患者，可给予短效激素，其剂量依病情严重程度而定。针对关节病变，如需使用，通常为小剂量激素（泼尼松 ≤ 7.5 mg/d）仅适用于少数类风湿关节炎患者。

激素可用于以下几种情况：①伴有血管炎等关节外表现的重症类风湿关节炎。②不能耐受非甾体抗炎药的类风湿关节炎患者作为"桥梁"治疗。③其他治疗方法效果不佳的类风湿关节炎患者。④伴局部激素治疗指征（如关节腔内注射）。激素治疗类风湿关节炎的原则是小剂量、短疗程。使用激素必须同时应用改善病情抗风湿药。在激素治疗过程中，应补充钙剂和维生素 D。关节腔注射激素有利于减轻关

轻轻松松应对常见疾病

节炎症状，但过频的关节腔穿刺可能增加感染风险，并可发生类固醇晶体性关节炎。

5. 植物药制剂

（1）雷公藤：对缓解关节肿痛有效，是否减缓关节破坏尚乏研究。一般给予雷公藤总甙 30~60 毫克 / 天，分 3 次饭后服用。主要不良反应是性腺抑制，一般不用于生育期患者。其他不良反应包括皮疹、色素沉着、指甲变软、脱发、头痛、纳差、恶心、呕吐、腹痛、腹泻、骨髓抑制、肝酶升高和血肌酐升高等。

（2）白芍总苷：常用剂量为 600 毫克，每日 2~3 次。其不良反应较少，主要有腹痛、腹泻、纳差等。

6. 外科治疗

经过积极内科正规治疗，病情仍不能控制，为纠正畸形，改善生活质量，可考虑手术治疗。但手术并不能根治类风湿关节炎，故术后仍需药物治疗。常用的手术主要有滑膜切除术、人工关节置换术、关节融合术以及软组织修复术。

7. 其他治疗

对于少数经规范用药疗效欠佳，血清中有高滴度自身抗体、免疫球蛋白明显增高者可考虑免疫净化，如血浆置换或免疫吸附等治疗。但临床上应强调严格掌握适应证以及联用改善病情抗风湿药等治疗原则。

❑ 居家康复

1. 肩关节应行轻微的功能训练　可做摆动操、棍棒操、手指爬墙，或利用滑轮、肋木做肩关节活动度训练。并对三角肌及肩内、外旋肌做等长收缩训练，运动应在限制疼痛和没有抵抗的功能模式下进行。在休息时将肩关节置于外展位。

2. 肘关节应尽量避免挛缩的肘关节固定在伸展位　康复治疗的重点在于避免屈肘功能的丧失。

3. 维持和增加肌力　有等长训练法、等张训练法、等速训练法。急性期最好用等长训练法收缩肌力，增强训练。

4.维持和改善耐力应　小心把握治疗的强度，如果患者对训练过于积极，可能会导致相反的结果，加重关节的破坏。一般认为中等负荷的运动对关节炎患者是安全可靠的。

5.维持和改善关节活动性　对每一个受累关节做被动的或非常轻柔的辅助主动运动，并应在控制疼痛和无抗阻的情况下缓慢地进行。训练最好在晨僵已消退，并用药物或温热疗法缓解疼痛后进行。